I0391452

Cannabis Rezepte,

Das Marihuana Kochbuch,

Hanf in die Küche für medizinische Zwecke.

70 einfache Rezepte

Für Spaß und Erleichterung

Autor.: Hans Rausch

Inhaltsverzeichnis

Cannabistinktur 2.2 – Lösen mit Stickstoff Cannabinoide	1
Tinkturen aus Cannabis	3
Infundierter Cannabis Zucker	5
Cannabis-Ghee (indisches Butterschmalz)	6
Sirup aus Cannabis	7
Honig aus Cannabis	8
Cannabis-Paste - Bhang	9
Bhang Thandai	11
Bhang Lassi	12
Ghee aus Cannabis	14
Olivenöl aus Cannabis	16
Kokosöl mit Cannabis	17
Butter mit Cannabis	19
Hauptgerichte und Co.	20
Kürbis-Suppe mit Canna	20
Variation zur Cannabis-Kürbiscreme-Suppe:	21
Kartoffel-Selleriestampf mit Cannabis-Bourguignon	22
Kartoffel-Sellerie-Stampf infundiert	27

Marijuana-Suppe mit weißem Spargel	28
Marijuana-Suppe mit grünem Spargel	30
Cannabis-Suppe mit Blumenkohl-Sellerie	32
Auberginen Cannabis mit Curry	34
Canna-Bowl mit Kimchi	36
Cannabis meets Grießnockensuppe	44
Marijuan-Frühlingsrollen vegetarisch	45
Toast mit Cannabis	47
Gazpacho mit Cannabis	48
Jalapeños mit Marijuana	49
Chimichurri Salsa	51
Falafel mit Kick	52
Cannabis-Lasagne vegetarisch	53
Maronen-Nussbraten mit Cannabis, Beilagen und viel Wirkung	55
Die Rosenkohlbeilage	58
vegane Bratensoße mit Cannabis	59
Semmelknödel für das Menü	61
Indische Küche	63
Brauner Kardamom-Basmatireis infundiert	63

Säuerliches Aprikosen-Chutney	64
Raita mit Gurken und Limetten	65
Hanf-Rotis	66
Gerösteter Eichelkürbis mit Cannabis Salat	67
Veganes Cannabis-Thali	69
Cannabis infundiertes Punjabi Dal Fry (vegan)	69
Schnelles Curry - Mango mit Cannabis	71
Kachumber Weed-Salat	73
Minz-Chutney mit Marijuana	74

Raita mit Cannabis	75
Süßes und Gebäck	76
Roggen-Brötchen mit Cannabis	76
Infundierte Himbeer-Zitronencreme-Tartelettes	78
Apfel-Mandel-Schnitten mit Marijuana	81
Apple Crumble	84
Vanille-Eis mit Cannabis	85
Flying Donuts	86
Butter Scotch mit Canna	88
Spitzbuben mit Marijuana	89
Liebesäpfel mit Cannabis	91

Cannabis-Schokolade	94
Tarta de Cannabis Schokocreme	95
Cannabis Schokocreme selber herstellen	97
Schwarzwälder Bubble-Hash-Kirschtorte	98
Kürbis-Kuchen mit Cannabis	100
Heidelbeer-Dampf-Pudding mit Cannabis	101
Weed-Popcorn mit Cannabis	103
Schnecken mit Cannabis	104
Bananen-Honig-Hasch-Eis	106
Bonbons mit Cannabis	107
Marzipan-Schokosterne mit Cannabis	109
Karotten-Kuchen mit Cannabis	110
Kokosschnitten (Cuadritos de coco) mit Marijuana	112
Blaubeer Spacemuffins	114
Spaceballs mit Erdnussbutter	116
Zitronen-Spacecakes	119
Rechtliches	121

Disclaimer-Alle Inhalte dieses Ratgebers/Kochbuches wurden nach bestem Wissen und Gewissen verfasst und nachgeforscht. Allerdings kann keine Gewähr für die Korrektheit, Ausführlichkeit und Vollständigkeit der enthaltenen Informationen gegeben werden. Der Herausgeber haftet für keine nachteiligen Auswirkungen, die in einem direkten oder indirekten Zusammenhang mit den Informationen dieses Ratgebers stehen.

Grund-Rezepte

Cannabistinktur 2.2 – Lösen mit Stickstoff Cannabinoide

Was Du dafür brauchst
- 🌿 15 g Cannabis (kleine Buds, Ernteverschnitt)
- 🌿 525 ml hochprozentiger Alkohol (min 80%), z.B. Rum

Hilfsmittel:
- 🌿 hitzebeständiger Sahnesiphon mit zugehörigen Stickstoffdioxid-Kartuschen
- 🌿 feines Filter oder Sieb
- 🌿 Topf für das Wasserbad

So wird`s gemacht

Den Backofen auf 100° vorheizen. Das Cannabis bei ungefähr 45 Minuten decarboxillieren.

Danach das Cannabis großzügig auseinanderbrechen.

In einen Sahnesiphon den Alkohol und das Cannabis hineinfüllen. Mit der Kartusche den Siphon laden.

Ungefähr 10 min die Mischung setzen lassen, die sich im Siphon befindet.

Das Gas nun ablassen, in dem der Siphon betätigt wird. Der Vorgang ähnelt ein stückweit dem Erzeugen von Sahne.

Um das Aufsteigen von Gasblasen zu verhindern, sollte die Mischung, die sich im Siphon befindet, lange genug gerührt werden.

In einem heißen Wasserbad für ungefähr 45 min den geschlossenen Siphon simmern.

Anschließend ein feines Sieb oder einen Filter nehmen und die Mischung darin abgießen. Die Cannabistinktur ist fertig!

Ähnlich wie die herkömmliche Marijuana-Tinktur kann auch die Cannabis-Tinktur zum Backen oder Kochen oder für infundierte Cannabis-Cocktails verwendet werden.

Tinkturen aus Cannabis

Was Du dafür brauchst

- 90%iger Alkohol (Sehr gut ist Ethanol geeignet. Er sollte für den Verzehr geeignet sein.)
- die Buds deiner Wahl
- ein kleines Glas mit Deckel
- Tropfenflasche, UV-geschützt

So wird`s gemacht

Wie viel Tinktur möchtest Du herstellen? Das ist wichtig, für die jeweilige Menge. Bei einer Alkoholmenge von 30 ml benötigst Du ungefähr 1-5 g Weed. Eine Dosis sind in der Regel 2-3 Tropfen. Also entsprechen etwa 20 Tropfen einer Menge von 30 ml.

Die benötige Menge an Gras wird mit einem Grinder zerkleinert. Wichtig ist dabei, dass es getrocknet ist, da sich feuchte Pflanzenmaterialien für die Herstellung von Tinkturen nicht eignen.

Nun den Alkohol und das Weed in ein Glas geben und mit einem Deckel verschließen. Dabei ist darauf zu achten, dass das Pflanzenmaterial im Alkohol komplett schwimmt.

Die Gras-Alkoholmischung sollte 1 Woche ziehen und in der Zeit einmal täglich umgerührt oder geschüttelt werden.

Nach dieser Woche alles durch ein feines Sieb abgießen und mit einer Pipette in ein Fläschchen geben. Wichtig ist, dass das Fläschchen vor UV-Strahlen geschützt wird, um die Cannabinoide und das THC in der Tinktur nicht zu zerstören.

Die Tinktur sollte immer kühl aufbewahrt werden.

Infundierter Cannabis Zucker

Was Du dafür brauchst

- Rührschüssel
- Messbecher & Löffel
- Kuchenblech
- Kristallzucker, optional bunter Zucker
- Cannabis-Tinktur

So wird`s gemacht:

1 1/2 EL der Cannabis-Tinktur zusammen mit einer 1 Tasse Kristallzucker in einer Rührschüssel gut verrühren, bis sich die Tinktur vollkommen mit dem Zucker vermischt hat. Den Backofen auf 90° vorheizen, die Tinktur auf einem Backblech verteilen und für 30 min in den Backofen schieben, damit der Alkohol verdampfen kann. Danach abkühlen lassen. Den verklumpten Zucker mit einem EL durch ein grobes Metallsieb drücken. Der infundierte Zucker mit Cannabis ist fertig und sollte luftdicht aufbewahrt werden.

Verwendung:

Der Cannabis Zucker lässt sich vielseitig einsetzen und ist gerade für unterwegs sehr gut geeignet. Er lässt sich sehr gut im Müsli, Tee oder Kaffee verwenden. Der Zucker kann auch mit Lebensmittelfarbe eingefärbt werden, um ihm etwas Farbe zu geben.

Cannabis-Ghee (indisches Butterschmalz)

Was Du dafür brauchst

- 1000 g Butter
- 225 g kleine Buds und Blätter

So wird`s gemacht

Einen großen Topf langsam bei geringer Hitze erwärmen. Die Butter in kleine Stücke schneiden und darin schmelzen lassen. Damit die Butter nicht braun wird, sollte sie immer umgerührt werden. Nachdem die Butter geschmolzen ist, die Temperatur erhöhen und die Butter aufschäumen lassen. Die Temperatur wieder reduzieren und den schwimmenden Schaum abschöpfen. Entweder mit einer Schaumkelle oder einem Sieb.

Die Blätter kleinscheiden, mit der Butter verrühren und etwa 50-60 min bei geringer Hitzezufuhr köcheln lassen. Ein Deckel ist hierbei nicht notwendig, ebenso wenig wie das Umrühren. Wenn die milchigen Teile eine goldgelbe Farbe angenommen haben und ein klare Ghee entstanden ist, kann alles durch ein Sieb abgegossen werden. Dieser Vorgang sollte wiederholt werden, damit auch wirklich alle festen Teile herausgefiltert werden. Nachdem das Ghee abgekühlt ist, kann es in verschließbare Gefäße gefüllt werden. Eine Aufbewahrung im Kühlschrank macht das Ghee für einige Monate haltbar.

Verwendung:

Da das Cannabis Ghee einen intensiven Buttergeschmack hat, kann es sehr gut für Saucen, zum Backen oder zum Braten bei geringer Temperatur verwendet werden. Aber auch für die Herstellung von Bhang oder für indische Gericht ist Ghee sehr gut geeignet.

Sirup aus Cannabis

Was Du dafür brauchst

- 2 Tassen Wasser
- 2 Tassen Kristallzucker
- 2 Esslöffel pflanzliches Glycerin (gibt es im Bioladen)
- 5-6 g hochwertige Buds (gehackt oder gegrindet)

So wird`s gemacht

Wasser in einen Topf geben und zum Kochen bringen. Die Hitzezufuhr auf mittlere Temperatur reduzieren und das Cannabis zugeben. Den Zucker hinzufügen und solange rühren, bis er sich vollständig aufgelöst hat. Den Topf mit einem Deckel abdecken und alles etwa 15-20 min leicht köcheln lassen. Nun die Temperatur reduzieren, das Glycerin beigeben und weitere 4-5 min bei regelmäßigem Umrühren köcheln lassen.

Die fertige Mischung durch ein Sieb seien und das Gras gründlich ausdrücken. Wenn der Sirup abgekühlt ist, kann er in verschließbare Gefäße gefüllt werden. Im Kühlschrank hält der Sirup etwa 3 Monate. Wenn er in Getränke zugefügt wird, entsteht eine leicht medizinische Wirkung.

Honig aus Cannabis

Was wird benötigt?

- 200 g Honig
- 20 g Cannabis (kleine Buds und Verschnitt)
- Baumwolltuch (z.B. Teesieb aus Stoff o.ä.)
- Schnur
- Kochtopf

So wird`s gemacht

Das Cannabis leicht zerkleinern, in ein Baumwolltuch legen und zu einem kleinen Säckchen verschließen. Nun das Säckchen in einen Topf geben und mit dem Honig übergießen, so dass das Weed vollständig bedeckt ist. Nun den Herd auf niedriger Stufe einstellen, den Topf darauf stellen und alles für etwa 2-3 Stunden leicht simmern lassen. Das Ganze danach einen Tag auskühlen lassen. Am nächsten Tag das Säckchen entfernen und die Masse ausdrücken. Der Cannabis-Honig ist nun fertig.

Cannabis-Paste - Bhang

Was Du dafür brauchst

- 🍁 1 Tasse frische Cannabis-Blätter und frische Buds
- 🍁 4 Teelöffel Zucker
- 🍁 3/4 Tasse Wasser
- 🍁 3 Teelöffel <u>Ghee</u> (mit oder ohne Cannabis angereichert, je nach gewünschter Stärke)
- 🍁 wahlweise Gewürze wie Safran, Zimt, Ingwer, Muskatnuss, je nach gewünschtem Geschmack und Verwendung

Herstellung von Bhang:

Die Cannabis-Blätter mit einem Mörser zerkleinern, den Zucker zugeben und alle miteinander vermengen. Eine Pfanne bei geringer Hitzezufuhr erwärmen und darin das Wasser, die gezuckerten Blätter und das Ghee darin etwa 15 min erhitzen. Im Anschluss die Mischung abkühlen lassen, um sie danach gut durchmischen zu können. Die daraus entstandene Paste durch ein Sieb drücken, um Stängel, Fasern oder Pflanzenteile zu entfernen. Nun die Paste zu kleinen Bällen formen, um sie dann später weiter zu verarbeiten.

A Bang from the Bhang

Patienten, die eine geringe Toleranz haben, sollten auf Cannabis bei der Zubereitung verzichten. Die Dosierung sollte in jedem Fall vorsichtig gewählt werden, da Bhang sonst zu stark ist. Bei einer zu hohen Dosierung kann es dazu eine sehr starke Wirkungskraft haben.

Bhang Thandai

Was Du dafür brauchst

- 1000 g Zucker
- 450 ml Wasser
- 45 g Mandeln
- 55 g Anissamen
- 1 EL schwarzer Pfeffer
- 1/4 Tasse Mohn
- 25-30 g Kardamom
- 1 kleiner EL Rosenwasser
- etwa 20 g Bhang, je nach gewünschter Wirkung

So wird`s gemacht

Einen Topf erhitzen und darin das Wasser mit dem Wasser ungefähr 5 min erhitzen. Den Zuckersirup danach auskühlen lassen. Die restlichen Zutaten, außer den Mandeln und dem Bhang, getrennt für ungefähr 4 Stunden in Wasser einlegen. Nun die Mandeln gegebenenfalls schälen und kleinhacken. Alle Zutaten, den Zuckersirup und den Bhang mit einem Mixer zu einer glatten Masse verarbeiten. Zum Schluss die Masse noch durch ein Sieb drücken und das Bhan Thandai ist fertig. Am besten lässt sich das Bhang Thandai mit Safranfäden servieren. Das Bhang Thandai hält sich im Kühlschrank ungefähr einen Monat. Mit etwas Farbpulver angereichert lässt sich im Garten eine Holi steigen.

Bhang Lassi

Was Du dafür brauchst

- 20 g <u>Bhang</u> (Cannabis-Paste)
- 2,5 Tassen warme Vollmilch
- 1/4 Tasse Zucker
- 2 TL Kokosmilch
- 2 TL gehackte Mandeln
- Prise Ingwer, gepudert, evtl. etwas Zimt
- 1 Prise Garam Masala oder Gewürze nach Geschmack wie Zimt, Nelken, Anis, schwarzer Pfeffer
- 1/4 TL Grenadine
- 250 ml Wasser
- evtl. Joghurt

So wird`s gemacht

In einer Pfanne das Wasser zum Kochen bringen, das Bhang hinzufügen und alles etwa 6-9 min leicht köcheln lassen. Danach die Mischung durch ein Sieb laufen lassen, um die Pflanzenteile herauszufiltern. Das Cannabis-Wasser sollte dabei aufgehoben werden.

Die herausgefilterten Cannabis-Pflanzenteile in einen Mörser geben und mit 2 EL Milch zerreiben. Weitere 2 EL Milch zugeben und Vorgang wiederholen. 2 EL Mandeln sowie die restliche Milch zufügen und weiter zerreiben.

Alle Zutaten in das Cannabis-Wasser geben und für etwa 5-7 min zum Kochen bringen, bis sich alles vollständig aufgelöst hat.

Den fertigen Lassi vor dem Servieren für einige Stunden in den Kühlschrank stellen. Sehr gut schmeckt dazu Joghurt, Pistazien, Rosenessenz, Safran, Mohn, Kardamom oder andere Aromen und Gewürze.

Da die indische Küche sehr vielfältig ist, ist jedes Gericht anders. Das Bhang Lassi kann individuell abgewandelt werden, beispielsweise mit Früchten oder anderen Nussarten.

Ghee aus Cannabis

Was Du dafür brauchst

- 🌿 1000 g Butter
- 🌿 225 g kleine Buds und Blätter

So wird`s gemacht

Einen großen Topf bei geringer Hitzezufuhr erwärmen. Die Butter kleinschneiden, in den Topf geben und solange schmelzen lassen, bis sie aufgelöst wird. Dabei ständig umrühren, damit die Butter ihre Farbe nicht verändert. Nun die Temperatur erhöhen und die Butter einmal aufkochen lassen, bis ein Schaum entstanden ist. Die Temperatur reduzieren und mit einem Sieb oder einer Schaumkelle den schwimmenden Schaum abschöpfen.

Die Blätter / Buds kleinhacken und unter die Butter rühren. Ohne Deckel das Ganze für etwa 50-60 min bei geringer Hitzezufuhr aufkochen lassen. Wichtig ist hierbei, dass nicht mehr umgerührt wird. Sobald eine goldgelbe Verfärbung der milchigen Teile entsteht und ein klares Ghee vorhanden ist, wird alles durch ein Sieb abgegossen.

Den Vorgang ein weiteres Mal wiederholen, bis alle festen Teile entfernt sind. Nun muss das Ghee abgekühlt werden, um dann in einem verschließbaren Gefäß im Kühlschrank oder einem anderen kühlen Ort aufbewahrt zu werden. Es ist einige Monate haltbar, wenn es kühl gelagert wird.

Verwendung:

Durch den intensiven Buttergeschmack vom Cannabis Ghee lässt es sich zum Braten, für Saucen oder zum Backen verwenden. Auch für indische Rezepte wird Bhang gerne genutzt.

Olivenöl aus Cannabis

Was Du dafür brauchst
- 1000 ml Olivenöl
- 175 g Cannabis (kleine Blätter und Buds)

So wird`s gemacht

Den Backofen auf 90° vorheizen. In der Zwischenzeit die Cannabis-Blätter kleinschneiden und zusammen mit dem Öl in einen backofengeeigneten Topf geben. Den Topf mit dem Deckel verschließen und für etwa 10-12 Stunden in den Backofen stellen. Jeweils nach einer Stunde die Mischung gut durchrühren. Nach der Zeit den Topf herausnehmen und den Inhalt durch ein Sieb drücken. Das entstandene Cannabis Öl ein verschließbares Gefäß geben und zum Aufbewahren in den Kühlschrank stellen.

Wer mag, kann statt herkömmliches Öl durchaus das Hanföl zum Kochen verwenden. Alternativ lässt es sich auch als Dressing für einen Salat mit dem besonderen Etwas nutzen.

Kokosöl mit Cannabis

Was Du dafür brauchst

- 50 Gramm getrocknete und fein zermahlene Cannabis-Blüten (Hanfblüten) und Stiele mit möglichst hohem THC-Gehalt
- 1 ¼ destilliertes Wasser,
- 250 ml natives Rohkost-Kokosöl aus (Bio)

Weiterhin benötigt ihr

- einen großen Topf, 1 1/4 Liter
- ein feines Sieb
- einen verschließbaren Glasbehälter

So wird`s gemacht

Nun gebe das Kokosöl in den Topf und wärme es langsam und vorsichtig an. Nicht zu heiß werden lassen, es soll nur auflösen!

Wenn das Öl geschmolzen ist, wird das destillierte Wasser hinzugegeben.

Jetzt kommen die gemahlenen Blüten zu der Mischung.

Anschließend müsst ihr die Temperatur etwas hochdrehen, die Mischung sollte für 1 Stunde leicht köcheln.

Mehrfach umrühren! Der Temperaturbereich darf nicht mehr als 150°C betragen. Zu starke Hitze zerstört die medizinisch therapeutischen Eigenschaften.

Dann die Platte herunterschalten über die Nacht ziehen lassen.

Anschließend wird das Gemisch durch ein Sieb in das ein gereinigte Glas geseiht.

Stellt das Glas gut abgeschlossen in den Kühlschrank. Nach einer Zeit setzt sich oben das Cannabis-Kokosöl ab. Dieses kannst du nun abfüllen und die restliche Flüssigkeit entsorgen.

Verwendung:

Mit dem Cannabis-Kokosöl reibt ihr dann z.B. die Stellen am Körper ein, die einer Behandlung bedürfen. Gebt es auch euren Speisen zu oder nehmt es einfach pur zu euch.

Info: Indica-Sorten wirken beruhigend, Sativa-Sorten eher aufputschend).

Butter mit Cannabis
Was Du dafür brauchst

- 500 ml Wasser
- 225 g Butter
- 70 g kleine Buds / harzige Blätter

So wird`s gemacht

In einem Topf das Wasser erhitzen und die Blätter und die Butter hinzufügen. Die Mischung bei niedriger Hitzezufuhr etwa 50-60 min leicht köcheln lassen. Zwischendurch umrühren und bei Bedarf etwas Wasser hinzufügen, damit die Mischung nicht zu dickflüssig wird.

Die Mischung nun in ein Geschirrtuch geben und kräftig ausdrücken. Dabei die Flüssigkeit in einer Schüssel auffangen.

Die aufgefangene Flüssigkeit über Nacht in den Kühlschrank stellen. In dieser Zeit wird das Wasser von der Butter getrennt. Die Butter setzt sich an der Oberfläche ab und lässt sich nun vorsichtig abschöpfen. Am besten kann die fertige Cannabis Butter im Kühlschrank aufbewahrt werden.

Anschließend drückt man die Mischung durch ein Leinentuch (Geschirrtuch) und fängt die Wasser-Butter-Mischung in einer Schüssel auf. Die Butter eignet sich wunderbar als besonderer Brotaufstrich, kann aber auch für viele andere Rezepte verwendet werden.

Hinweis: Achtung bei der Dosierung!

Hauptgerichte und Co.

Kürbis-Suppe mit Canna

Was Du dafür brauchst

- 1 Flaschenkürbis (Durchmesser ca. 18-20 cm)
- 2 kleine Zwiebeln
- 1 Knoblauchzehe
- ½ Chilischote (für eine gewisse Schärfe die Kerne nicht entfernen)
- 5 EL Cannabisöl
- 1 EL Cannabisbutter
- 550 ml Gemüsebrühe
- Prise Muskatnuss
- Salz und Pfeffer
- Sahne nach Belieben
- geröstete Kürbiskerne zur Dekoration

So wird`s gemacht

Die Zwiebeln schälen und kleinhacken. Den Kürbis von der Schale befreien und würfeln. In einen Topf das Cannabisöl bei mittlerer Hitzezufuhr erwärmen und den Kürbis darin für 3-4 min andünsten. Nun den Knoblauch und die Zwiebel zufügen und nochmals 3-4 min anbraten. Danach alles mit der Gemüsebrühe ablöschen. Chilischote zugeben und alles solange köcheln lassen, bis der Kürbis schön weich ist.

Im Anschluss die Suppe pürieren und mit der Cannabisbutter verfeinern und mit Muskat, Pfeffer und Salz abschmecken. Vor dem Servieren die Suppe mit etwas Creme Fraiche oder Sahne verzieren und mit gerösteten Kürbiskernen dekorieren.

Die Kürbis-Suppe mit Canna ist eine perfekte Grundlage, um die Erntezeit zu beginnen.

Variation zur Cannabis-Kürbiscreme-Suppe:

Zusätzlich zu den genannten Zutaten können auch statt Kokosmilch oder Sahne Karotten oder Birnen zugegeben werden. Dadurch erhält die Suppe eine exotische Note.

Kartoffel-Selleriestampf mit Cannabis-Bourguignon

Zutaten für die Brühe:
- 2 kleine Zwiebeln, in Würfel geschnitten
- 15 Knoblauchzehen
- 3 Möhren, in Würfel geschnitten
- 2 Steckrüben
- 5 Zweige Thymian
- 3 Zweige Salbei
- 1 großer Zweige Rosmarin
- 2 EL **Cannabis-Olivenöl**
- 1 TL Salz
- 1,5 L Wasser
- 3 Stangen Sellerie
- 3 Lorbeerblätter
- 1 Bund Petersilie
- Stiele von ca. 850 g Steinchampignons (die Hüte verwenden wir für das Bourguignon)

So wird`s gemacht

Den Backofen auf 190° C vorheizen. In der Zwischenzeit die Zwiebel und den Knoblauch schälen, die Steckrüben putzen und zusammen mit dem Salbei, dem Rosmarin und dem Thymian auf ein Backblech legen. Mit Olivenöl beträufeln und leicht salzen.

Das Backblech für etwa 50-60 min den Backofen geben und ca. alle 20 min gut durchrühren. Danach das Gemüse und den Sud in einen Topf geben. Den Sellerie schälen, die Petersilie von den Stielen befreien und zusammen mit den Lorbeerblättern und dem restlichen Wasser dazugeben.

Die Hitzezufuhr erhöhen und alles zum Kochen bringen. Den Topf nun abdecken, die Hitzezufuhr verringern und weiterhin für 60-90 min köcheln lassen. Danach den Inhalt durch ein Sieb gießen und beiseite stellen. Die Brühe lässt sich im Kühlschrank ungefähr 3 Tage aufbewahren.

Zutaten für die Cannabis-Bourguignon

- 180 g große weiße Bohnen/Ziegenaugenbohnen/Feuerbohnen: verlesen und 1 Tag in mind. 500 ml Wasser einweichen
- 1x 4 cm langes Kombustück
- 2 Lorbeerblätter
- 1000 ml Wasser
- 12 sonnengetrocknete Tomaten (nicht in Öl!)
- 250 ml kochendes Wasser
- 350 ml veganer Rotwein
- 3 EL Mirin (süßer Reiswein)
- 2 EL Tamarisoße
- 850 g Steinchampignons (nur die Hüte)
- 4-6 EL **Cannabis-Olivenöl**
- 2 Möhren, in 0,5 cm dicke Scheiben schneiden
- Salz
- Frisch gemahlener schwarzer Pfeffer
- 2 Knoblauchzehen, klein gehackt
- gehackte frische Petersilie
- 6 mittelgroße Schalotten

So wird`s gemacht

Die Bohnen abspülen, abtropfen lassen und mit dem Wasser, den Lorbeerblättern und dem Kombusstück in einen Topf geben. Auf hoher Hitzezufuhr alles zum Kochen bringen.

Die Temperatur reduzieren und den Topf mit dem Deckel abdecken. Die Bohnen solange kochen lassen, bis sie cremig und weich sind, dabei aber nicht auseinanderfallen. Wer wenig Zeit hat, kann die Bohnen auch in einem Schnellkochtopf garen, da es hiermit lediglich 25-30 min dauert, bis die Bohnen fertig sind.

Nun das Kombusstück und die Lorbeerblätter herausnehmen und die Bohnen abgießen, um alles dann beiseite zu stellen.

Einen Topf mit Wasser zum Kochen bringen und darin die Tomaten etwa 25-30 min einweichen. Das Wasser abgießen und die Tomaten in 3 cm dicke Scheiben schneiden. Zusammen mit dem Rotwein, dem Mirin und der Tamarisauce zu den bohnen geben. Alles gut umrühren und marinieren lassen.

In der Zwischenzeit die Champignons putzen und halbieren.

Den Backofen auf 190° C vorheizen und ein Backblech mit Backpapier auslegen. Die Pilze auf das Backblech legen, mit Salz und Pfeffer würzen und mit 2 EL Olivenöl beträufeln. Für ungefähr 15-20 min in den Backofen geben und anrösten lassen. Danach die Pilze gut umrühren und nochmals etwa 15 min garen lassen. Danach die Pilze herausnehmen und zur Seite stellen.

In der Zwischenzeit 2 EL Olivenöl in einen Topf geben und bei mittlerer Hitzezufuhr erwärmen. Die Schalotten hinzufügen, mit Salz würzen und etwa 3-5 anbraten. Nun den Topf mit dem Deckel abdecken und so lange garen, bis sie weich sind. Knoblauch und Thymian zufügen und weitere 3-4 min garen. Zum Schluss die Tomaten, die Bohnen, die Möhren und die Brühe zugeben und alles bei hoher Temperatur kurz aufkochen lassen.

Die Temperatur reduzieren, den Topf wieder mit dem Deckel abdecken und nochmals 20-25 min köcheln lassen, damit sich die Aromen verbinden können. Danach mit Salz würzen und mit dem Cannabis-Öl verfeinern. Das Öl erst ganz zum Schluss zugeben, damit die Cannabinoide nach Möglichkeit erhalten bleiben.

Kartoffel-Sellerie-Stampf infundiert

Es ist ein cremiger Kartoffelstampf, der wunderbar zum Cannabis-Bourgignon passt und der sich sehr gut mit Cannabinoiden versehen lässt. Die lockere und luftige Konsistenz erhält der Stampf durch die Knollensellerie.

Was Du dafür brauchst

- 2 Stück Knollensellerie (ca.800 g), geschält und in 1cm große Würfel geschnitten
- 6 festkochende Kartoffel, geschält und in 2 cm große Würfel geschnitten

So wird`s gemacht

Salzwasser in einen Topf geben und bei hoher Hitzezufuhr erwärmen. Die Kartoffel- und Selleriestücke hinzugeben und alles kurz aufkochen lassen. Nun die Temperatur reduzieren, den Topf mit dem Deckel bedecken und alles weitere 10-12 min kochen lassen. Sellerie und Kartoffeln sollten weich sein, aber nicht zerfallen.

Danach die Flüssigkeit abgießen, mit dem Cannabis-Olivenöl anreichern und alles zu einem cremigen Brei zerstampfen. Nach Belieben mit Pfeffer und Salz abschmecken. Noch warm servieren! Am besten schmeckt es zum Cannabis Bourgignon.

Marijuana-Suppe mit weißem Spargel

Was Du dafür brauchst

- 450 g weißer Spargel
- eine Handvoll junge frische Cannabisblätter
- 1 kleine Zwiebel
- 1 kleine Kartoffel
- 1 EL Olivenöl aus Cannabis siehe Grund-Rezepte
- 600 ml Wasser
- 1 Gemüsebrühwürfel
- 1 EL Zitronensaft
- 1/4 Avocado, geschält und kleingeschnitten

Zum Servieren:

- Sojasprossen, Cashewkerne (oder andere)

So wird`s gemacht

Die holzigen Enden vom Spargel abschneiden, den Spargel abwaschen und in Stücke schneiden. Kartoffeln und Zwiebeln schälen und kleinschneiden. In einem Topf das Cannabis-Öl geben und leicht erhitzen. Nun die Zwiebeln hinzufügen und kurz andünsten. Nun den Spargel und die Kartoffeln zugeben und aufgießen mit dem Wasser. Bei mittlerer Hitzezufuhr und geschlossenem Deckel alles ungefähr 15-20 min köcheln lassen.

Die Suppe mit dem Zitronensaft verfeinern, durch die Cannabisblätter ergänzen und alles cremig pürieren. Sollte die Suppe zu dickflüssig sein, kann etwas Wasser zugegeben werden.

1 EL oder auch mehr Cannabis-Olivenöl zugeben, verrühren und den Abflug erleben.

Marijuana-Suppe mit grünem Spargel
Was Du dafür brauchst

- 450 g grüne Spargel
- eine Handvoll junge frische Cannabisblätter
- 1 kleine Zwiebel
- 1 kleine Kartoffel
- 3 EL Olivenöl aus Cannabis siehe Grund-Rezepte
- 650 ml Wasser
- 1 Gemüsebrühwürfel
- 1 EL Zitronensaft
- ¼ Avocado
- Zum Servieren:
- Sprossen, Cashewkerne

So wird`s gemacht

Die holzigen Enden vom Spargel abschneiden, den Spargel abwaschen und in Stücke schneiden. Kartoffeln und Zwiebeln schälen und kleinschneiden. In einem Topf das Cannabis-Öl geben und leicht erhitzen. Nun die Zwiebeln hinzufügen und kurz andünsten. Nun den Spargel und die Kartoffeln zugeben und aufgießen mit dem Wasser. Bei mittlerer Hitzezufuhr und geschlossenem Deckel alles ungefähr 15-20 min köcheln lassen.

Die Suppe mit dem Zitronensaft verfeinern, durch die Cannabisblätter ergänzen und alles cremig pürieren. Sollte die Suppe zu dickflüssig sein, kann etwas Wasser zugegeben werden.

1 EL oder auch mehr Cannabis-Olivenöl zugeben, verrühren und den Abflug erleben.

Cannabis-Suppe mit Blumenkohl-Sellerie

Was Du dafür brauchst

- 3 Knoblauchzehe
- Olivenöl
- Cannabisöl
- 1 kleine Zwiebel
- 500 g Blumenkohl
- 200 g Sellerieknolle
- 250 ml Wasser
- 2 TL Tamarisoße
- 400 g frische Shiitake-Pilze
- Pfeffer
- Salz

So wird`s gemacht

Das Rösten vom Knoblauch

Das Rösten vom Knoblauch kann auch bereits 1 bis 2 Tage vorher durchgeführt werden. Die Zehen schälen, auf eine Lage Backpapier legen und mit etwas Olivenöl beträufeln. Das Backpapier nun einrollen und zusätzlich in Aluminiumfolie einwickeln. Den Backofen auf 190° C vorheizen und die Knoblauch-Pakete darin etwa 60 min rösten lassen, so dass sie weich und goldbraun sind.

Shiitake-Pilze anrösten

Die Shiitake-Pilze putzen, die Stiele entfernen, in dünne Scheiben schneiden und auf ein Backblech legen, welches mit Backpapier ausgelegt ist. Die Pilze salzen und pfeffern und mit Olivenöl beträufeln. Den Backofen auf 190° C vorheizen und die Pilze darin anrösten. Nach 10-12 min die Pilze wenden und nochmals 3-5 min garen. Danach die Pilze abkühlen lassen. Innerhalb weniger Stunden sollten die Pilze verwendet werden, damit sie nicht zu weich werden.

Zubereitung der Cannabis-Suppe mit Blumenkohl-Sellerie

In einen großen Topf einige Esslöffel geben, die gewürfelten Zwiebeln hineingeben und bei mittlerer Hitzezufuhr andünsten. Den geschnittenen Blumenkohl und den Sellerie sowie das Wasser zu den Zwiebeln geben, gut umrühren und kurz aufkochen lassen. Danach die Hitze reduzieren, Deckel schließen und weitere 10-12 min köcheln lassen. Das Gemüse sollte weich sein, aber nicht auseinanderfallen.

Zum Schluss wird die Tamarisauce untergerührt und der Topf beiseite gestellt. Die Knoblauchzehen und das Cannabisöl zur Suppe geben und alles seidig glatt pürieren. Zum Schluss die vegane Suppe nochmals abschmecken mit Salz und Pfeffer. Beim Servieren die Suppe mit den Pilzen garnieren.

Auberginen Cannabis mit Curry
Was Du dafür brauchst

- 1,2 kg Auberginen, in etwa 2 cm große Stücke geschnitten
- 5 EL Kokosöl mit Cannabis siehe Grund-Rezepte
- Salz
- 1 EL schwarze Senfsamen
- 3 kleine Zwiebeln, in Würfel geschnitten
- 3 EL frischer, geschälter und fein gehackter Ingwer
- 4 große Knoblauchzehen, fein gehackt
- 3 EL Currypulver
- 1,0 kg Tomaten, geschält und gehackt
- 50 g frisches Koriandergrün, grob gehackt
- Jasminreis (je nach gewünschter Menge)

So wird`s gemacht

Ein Backblech mit Backpapier auslegen und den Backofen auf 190° C vorheizen. Die Auberginen mit dem Cannabis-Kokosöl und dem Salz in eine Schüssel geben und alles miteinander verrühren. Nun die Auberginen gleichmäßig auf das Backblech geben und etwa 20-25 min im Backofen garen. Die Auberginenstücke einmal wenden und nochmals etwas 10-15 min ausbacken lassen.

Einen Topf bei mittlerer Hitze erwärmen und das restliche Cannabis-Kokosöl darin erhitzen. Die Senfsamen zufügen und unter ständigem Rühren so lange erwärmen bis sie platzen. Die Zwiebeln und das Salz zugeben und nochmals 2-4 min garen. Die Hitzezufuhr reduzieren und weitere 8-10 min köcheln lassen. Bei erhöhter Temperatur nun den Knoblauch und den Ingwer hinzufügen und alles 3-5 min braten lassen.

Die Tomaten und den Curry zugeben, aufkochen lassen, Temperatur reduzieren und nochmals 10 min kochen, bis eine Sauce entstanden ist.

Die angerösteten Auberginen zugeben und ohne Deckel etwa 10 min aufkochen lassen. Zum Schluss noch einmal würzen und das gehackte Koriandergrün unterrühren. Am besten lässt sich das infundierte Cannabis-Curry mit Chutney, Raita und Kardamomreis servieren.

Canna-Bowl mit Kimchi

Was Du dafür brauchst
- 2 kleine Stücke Ingwer
- 6 EL Reisessig
- 3 EL Cannabis-Sesamöl
- 3 EL Sojasoße
- 1 Msp. Wasabi-Pulver

So wird`s gemacht
Den Ingwer schälen und kleinhacken. Zusammen mit den anderen Zutaten in eine Schüssel geben und gleichmäßig verrühren.

1. Komponente: Cannabis-Kimchi
Die koreanische Spezialität ist das Kimchi, welches die erste Komponente bei diesem Gericht ist. Kimchi ist würzig und aromatisch und ein wichtiger Bestandteil bei jeder Mahlzeit in Korea. Außerdem ist es unglaublich gesund. Es wird traditionell aus Kohl, Ingwer, Radieschen, Frühlingszwiebeln, Knoblauch, fermentierten Möhren und Chili zubereitet. Durch das Chili erhält das Kimchi seine schöne rote Farbe. Wer gerne viel Chili verwendet, sollte hierfür die milden Sorten

wählen, beispielsweise die koreanischen Kimchi-Chiliflocken.

Der Zucker, der im Gemüse enthalten ist, wird bei der Fermentation durch Milchsäurebakterien zu Kohlendioxid (CO_2) und Milchsäure abgebaut. Durch den Reifeprozess entsteht die Gasentwicklung und zugleich der säuerliche Geschmack vom Kimchi.

Beim Abfüllen in ein Glas sollte darauf geachtet werden, dass zwischen Deckel und Glas ein Mindestabstand von 2-3 cm ist. Durch den Fermentierungsprozess entsteht zwar ein ungewöhnlicher Geruch, aber dafür entsteht ein sauer salziger, vielseitiger und einzigartiger Geschmack. Dadurch erhält jedes Gericht Farbe und Leben.

Kimchi ist ballaststoffreich, enthält viel Phosphor, Vitamin A, B und C, Eisen und Kalzium und ist absolut kalorienarm und gesund. Gleichzeitig sind viele Milchsäurebakterien und Mikroorganismen enthalten, die perfekt für eine gesunde Darmflora sind.

Was Du dafür brauchst

- Zutaten für etwa 850 g Kimchi:
- 1 mittelgroßer Chinakohl (450 g)
- 2-3 Möhren, in dünne Scheiben geschnitten
- 5 Radieschen, in dünne Scheiben geschnitten
- 7 Frühlingszwiebel, in dünne Ringe geschnitten
- 2 TL Salz
- Ein Stück Ingwer (ca. 5 cm groß), grob gehackt
- 6 große Knoblauchzehen
- 25 g getrocknete rote Chilischoten/Chiliflocken (mild)
- 10-15 ml Cannabis-Sesamöl

So wird`s gemacht

Den Chinakohl halbieren, viertel, den Strunk entfernen und alles in 1,5 cm Stücke kleinschneiden. Den Chinakohl zusammen mit den Möhren und Frühlingszwiebeln in eine Schüssel geben und kräftig salzen.

Die Knoblauchzehen schälen, kleinschneiden und mit dem Chili und dem Ingwer zum Kohl geben und alles gut verrühren. Nun alles mit den Händen feste kneten, bis alles eine weiche Konsistenz hat.

Die Mischung kann nun in ein Einwegglas oder einen Steinguttopf gefüllt werden, wobei die Mischung immer wieder fest an den Boden gedrückt werden sollte, um Luftblasen zu verhindern. Die entstandene Flüssigkeit von vorher einfach dazu abgießen.

Wichtig ist, dass am Ende die Flüssigkeit vollständig die Mischung bedeckt. Ist das nicht der Fall, einfach mit 200 ml Wasser und 1 TL Salz aufgießen.

Wenn Einweggläser benutzt werden, lassen sich zwei saubere Schraubgläser mit Wasser füllen und als Gewicht auf das Gemüse stellen. Damit das Kimchi vor Verunreinigungen geschützt wird, alles mit einem sauberen Geschirrtuch bedecken. Am besten lässt sich das Kimchi an ein einem gut belüfteten und kühlen Ort lagern.

Die Fermentierung vom Kimchi sollte ungefähr 7-10 Tage dauern. Nach 5 Tagen kann geschaut werden, ob der Geschmack überzeugt. Passt der Geschmack, kommt nun das Cannabis-Sesamöl hinzu und wird dann verschlossen. Im Kühlschrank hält das Kimchi einige Monate, wobei der Geschmack immer intensiver und das Gemüse weicher wird.

2. Komponente: Cannabis-Sesamöl mit einfach marinierten Gurken

Zutaten für den infundierten Gurkensalat:
- 1 mittelgroße Schlangengurke, in dünne Scheiben geschnitten
- 1/4 TL Salz
- 2 EL brauner Reisessig
- 1 EL Cannabis-Sesamöl

So wird`s gemacht

Die Gurkenscheiben und das Salz zusammen in eine Schüssel geben und miteinander vermischen. Alles etwa 20-25 stehen lassen und die Flüssigkeit abgießen. Die restlichen Zutaten zugeben und alles gut miteinander verrühren.

3. Komponente: Noriblätter

So wird`s gemacht

Eine Pfanne bei geringer Hitzezufuhr erwärmen. In der Zwischenzeit mit dem Sesamöl die Noriblätter bestreichen und in der Pfanne leicht anrösten. Danach die Noriblätter in dünne Streifen schneiden. Am besten auf einem Bowl zusammen mit den anderen Zutaten servieren.

4. Komponente: Sprossen, Möhren, Avocado, (z.B. Rucola und Rote Beete) und roter Rettich

So wird`s gemacht

2 Avocados schälen und in feine schneiden. Die Möhren schälen und raspeln. Den Rettich abwaschen und in dünne Scheiben schneiden. Die Sprossen sind zum Schluss Dekoration für die anderen Zutaten.

5. Komponente: Adzukibohnen mit braunem Reis

Was Du dafür brauchst

- 🍁 100 g Adzukibohnen (verlesen)
- 🍁 120 g brauner Rundkornreis
- 🍁 120 g brauner Klebereis
- 🍁 500 ml Wasser
- 🍁 1 Kombustück (ca. 4 cm Breite)
- 🍁 2 TL Tamarisoße

So wird`s gemacht

Einen Topf mit Wasser füllen und die Bohnen und den Reis hinzufügen. Alles miteinander verrühren, einige Minuten warten und das Wasser wieder abgießen. Diesen Vorgang einige Male wiederholen. Anschließend alles etwa einen Tag ruhen lassen, damit Reis und Bohnen einweichen können.

Reis und Bohnen in ein Sieb gießen und gut abtropfen lassen. Zusammen mit dem Kombusstück wieder in den Topf geben. Bei hoher Hitzezufuhr alles zum Kochen bringen, Temperatur danach reduzieren und den Topf mit einem Deckel abdecken.

Alles etwas 50-60 min garen lassen, bis das Wasser aufgenommen worden und der Reis weich ist. Den Topf vom Ofen nehmen und weitere 10 min ziehen lassen. Nun das Kombusstück entfernen.

Alles mit der Tamarisauce beträufeln und zusammen mit den anderen Komponenten servieren.

Seht gut lassen sich alle Komponenten mit jungen Cannabisblättern in einer Schale arrangieren und anrichten. Das infundierte Cannabis Dressing darüber träufeln und schon kann das Cannabis Bowl serviert werden.

Cannabis meets Grießnockensuppe

Was Du dafür brauchst

- 1000 ml klare Gemüsebrühe
- 30 g hochwertige Margarine
- 7 EL Weizengrieß
- 1 EL Kichererbsenmehl
- 1 EL Maisstärke
- 40 ml Mineralwasser
- Prise Salz
- No-Egg gemäß 2 Eiern, nach Packungshinweis anrühren
- 2-4 EL-Cannabisöl (je nach Wunsch)
- ½ Bund Schnittlauch, in feine Ringe geschnitten

So wird`s gemacht

Alle Zutaten in eine Schüssel geben, zu einem Teig verarbeiten und etwa 10-15 min zur Seite stellen.

In der Zwischenzeit einen Topf mit Wasser und Gemüsebrühe füllen und bei mittlerer Hitzezufuhr erwärmen. Aus dem fertigen Teig kleine Nocken stechen und in die Brühe geben. Solange garen lassen, bis die Nocken nach ungefähr 8-10 min an der Oberfläche zu sehen sind. Etwas Cannabis-Öl Deiner Wahl hinzugeben und mit den Schnittlauchringen verzieren. Noch warm servieren.

Marijuan-Frühlingsrollen vegetarisch

Was Du dafür brauchst

Frühlingsrollen

- 18-20 Blätter Reis-Papier
- 1 Glas Sprossen
- 3 Möhren
- 1 Bund Frühlingszwiebeln
- 250 g Chinakohl
- 1 Knoblauchzehe
- 60 ml Sojasauce
- 2 EL Zitronensaft
- Cannabisöl
- Cayennepfeffer
- Salz

Erdnuss-Dip

- 1-2 1Koblauchzehen
- 1 EL Cannabisöl
- 2 EL Zitronensaft
- 5 EL Chillisoße
- 1 EL Erdnussbutter
- 2 EL Puderzucker
- 2 TL Fischbrühe

So wird`s gemacht

Die Möhren waschen, raspeln und würfeln. Den Knoblauch schälen und kleinhacken. Dem Chinakohl sowie die Lauchzwiebeln von den äußeren Blättern befreien und kleinschneiden. Das Reispapier wird in erst in kaltes Wasser und anschließend auf ein nasses Geschirrtuch gelegt. In einer Pfanne das Cannabisöl erwärmen und den Knoblauch und die Möhren darin andünsten. Lauchzwiebeln und Chinakohl zufügen und kurz mitbraten lassen. Die Sprossen am Schluss zugeben, mit Zitronensaft und Sojasauce ablöschen und mit Salz und Pfeffer würzen.

Etwa 2 EL dieser Mischung gleichmäßig auf dem Reispapier verteilen und darin einwickeln. Dabei wird von der untersten Ecke angefangen und dann erst die Seiten eingeschlagen. Damit die Rollen richtig kleben, können sie mit etwas Wasser leicht angefeuchtet werden.

Etwas Cannabis- oder Sesamöl in einer Pfanne erhitzen und die Frühlingsrollen darin kurz anbraten, damit sie schön knusprig werden. Die Zutaten für den Dip in eine Schüssel geben und alles miteinander vermischen und zusammen mit den Frühlingsrollen servieren.

Genießt die leckeren Frühlingsrollen, hasta luego!

Toast mit Cannabis

Was Du dafür brauchst

- 15 g Salz
- 125 ml Wasser
- 15 g Hefe
- 800 g Mehl
- 25 g Zucker
- 25 g Stärkemehl
- 65 g weiche Cannabisbutter
- 15 g Backmalz
- 450 ml kalte Milch

So wird`s gemacht

Zucker, Salz, Hefe und Wasser gut vermischen und an einem warmen Ort etwa 40-50 stehen lassen. Die Hefemischung anschließend in eine Schüssel geben und mit den restlichen Zutaten etwas 8-10 min verkneten, so dass ein leicht klebriger Teig entsteht. Die Schüssel mit einem Küchentuch abdecken und für ungefähr 3 Stunden an einem warmen Ort gehen lassen.

Eine Arbeitsfläche leicht mit Mehl bestäuben und den aufgegangenen Teig kurz durchkneten. Eine Kastenform leicht einfetten und den Teig hineinfüllen. Nochmals mit einem feuchten Küchentuch bedecken und weitere 10-12 aufgehen lassen.

Den Backofen auf 150° C vorheizen, die Kastenform hineinstellen und für etwa 35-40 backen.

Gazpacho mit Cannabis

Was Du dafür brauchst

- 125 g grüne Paprika
- 2 Knoblauchzehen
- 70 ml Cannabis-Olivenöl
- 70 ml Essig
- 175 ml Wasser
- 2-3 Scheiben altbackenes Kastenweißbrot
- 1 EL Basilikum
- Pfeffer
- Salz

So wird`s gemacht

Die Paprika halbieren und die Kerne entfernen. Die Brotscheiben in Wasser legen und darin 8-10 min einweichen lassen. Beides in einen Mixer geben und zu einer glatten Creme verarbeiten. Danach alles durch ein Sieb drücken und mit den Gewürzen abschmecken. Vor dem Servieren mehrere Stunden kaltstellen, da die Suppe eiskalt serviert werden muss.

Jalapeños mit Marijuana

Was Du dafür brauchst

- 3 EL Cannabisbutter
- 275 g Frischkäse
- 225 g geriebener Käse
- (2-3 EL Jamon / Bacon nach belieben)
- 275 g Jalapeños
- 250 ml Milch
- Pfeffer, Salz, Paprikapulver vermischt
- 125 g Semmelbrösel
- Öl zum Frittieren

So wird`s gemacht

Käse, Cannabisbutter und Frischkäse in eine Schüssel geben und verrühren. Zusätzlich können 1-2 EL Baconstücke untergemischt werden. Die Jalapeños halbieren, entkernen und mit der Buttermischung füllen. Nun werden die gefüllten Schoten vollständig in Milch getaucht und in der Würzmischung gerollt. Nun sollte alles etwa 8-10 min trocknen. Damit die Jalapeños gut paniert sind, noch einmal in die Milch tauchen und in Semmelbrösel rollen. Dieser Vorgang kann problemlos wiederholt werden, damit alles paniert ist.

Das Öl in einer Pfanne leicht erwärmen und die Jalapeños darin etwa 3-4 goldbraun anbraten. Zum Abtropfen auf eine Küchentuch legen und fertig sind sie zum Servieren.

Gaaaanz wichtig: Nach dem Entkernen der Schoten bitte die Hände waschen, damit die Augen nicht in Kontakt kommen, wenn Du Dir mal durch das Gesicht gehst.

Wer eine besondere Mischung möchte, kann zum Dippen auch Salsa Chimichurri nehmen .

Chimichurri Salsa

Was Du dafür brauchst

- 1 Tasse frische gehackte Petersilie
- 250 ml Cannabisöl
- 4 Knoblauchzehen, gehackt
- 25 g frischer gehackter Oregano
- 125 ml Rotwein-Essig
- 1/4 TL Paprikapulver
- 1/4 TL Salz
- 1/4 TL schwarzer Pfeffer

So wird`s gemacht

Alle Zutaten in eine Schüssel geben und mit einem Mixer verarbeiten, bis eine cremige Masse entstanden ist. Zum Servieren kann die Salsa in Schälchen gefüllt werden. Vor dem Servieren einige Stunden im Kühlschrank kaltstellen.

Falafel mit Kick

Was Du dafür brauchst

- 225 g Kichererbsen
- 75 g rote Linsen
- 175 ml Gemüsebrühe
- 1 Zwiebel, fein gehackt
- 2-3 Knoblauchzehen, fein gehackt
- 1 TL zerriebener Kreuzkümmel
- 1 TL zerriebener Koriander
- 150 ml Cannabisöl
- Salz und Pfeffer
- Olivenöl zum Braten

So wird`s gemacht

Damit die Kichererbsen weich werden, sollten sie für einen Tag in Waser eingelegt werden. Bereits gekochte Kichererbsen eignen sich nicht, da ihnen die Stärke fehlt. Die Brühe mit den Linsen in einen Topf geben und solange köcheln lassen, bis die Brühe aufgesaugt wurde.

Linsen und Kichererbsen mit dem Cannabisöl in eine Schüssel geben, pürieren und für 60 min ziehen lassen. Fett in einer Pfanne erhitzen. In der Zwischenzeit aus dem pürierten Teig kleine Bällchen formen und diese darin anbraten. Die Falafel auf einen Teller mit Küchenpapier legen und das Fett abtropfen lassen.

Die Falafel lässt sich am besten mit einem leckeren Salat und mit Brot servieren.

Cannabis-Lasagne vegetarisch

Was Du dafür brauchst

- 1 kleine Zwiebel
- 1-2 Knoblauchzehen
- 3 EL Olivenöl
- 500 g Blattspinat
- 150 g Feta
- 10 g gegrinderte Buds
- Salz
- Pfeffer
- Muskat
- 175 ml Gemüsebrühe
- 225 ml Sahne
- 225 g Frischkäse
- 25 g Parmesan
- 10-12 Lasagneplatten

So wird`s gemacht

Den Knoblauch und die Zwiebel schälen und kleinschneiden. In einer Pfanne das Öl erhitzen und beides darin glasig dünsten. Den Spinat waschen, trocknen und kleinschneiden. Zusammen mit ein wenig Wasser in die Pfanne geben und etwa 3-5 min garen. Gemüsebrühe in einen Topf geben und zusammen mit der Sahne und dem Frischkäse leicht erhitzen und miteinander verrühren. Den Feta abgießen, kleinschneiden und mit den gegrinderten Buds zum Spinat geben. Mit Pfeffer und Salz abschmecken. Den Backofen auf 150° C vorheizen. Eine Auflaufform mit Alufolie auslegen und schichtweise die Lasagneblätter, die Spinatmischung und die Sahnesauce hineinfüllen und mit dem Deckel abdecken. In den Backofen stellen und für etwa 25-30 min backen. Danach den Deckel entfernen, Parmesan darüber streuen und weitere 15-20 min garen.

Maronen-Nussbraten mit Cannabis, Beilagen und viel Wirkung

Was Du dafür brauchst

- 250 g brauner Reis/Naturreis
- 6 EL Tamari Sojasoße
- 45 g geschroteter Leinsamen
- 1 mittelgroße Zwiebel
- 225 g Champignons
- 2 Knoblauchzehe
- 225 gekochte Maronen (eingeschweißt, aus der Dose oder selbst gekocht)
- 3 Karotten
- 75 g Walnüsse
- 3 EL Cannabis-Öl
- 2-3 Zweige frischer Rosmarin, Majoran und Petersilie
- 2 EL Balsmico Essig
- 65 g Kichererbsenmehl
- Pfeffer
- Salz
- Und eine Kastenform (ca. 20 x 10cm)

So wird`s gemacht

Wasser erwärmen und die Steinpilze darin abgedeckt einweichen. Die Backzeit vom Maronen-Nussbraten mit Cannabis beträgt etwa 50-60 min.

Etwa 700 ml Wasser in einem Topf erhitzen, den Reis abspülen und laut Packungsanweisung **zubereiten**. Bei Bedarf kann Wasser noch zugegeben werden.

Den fertigen Reis mit Salz und Sojasauce vermischen und noch einige Minute bei geschlossenem Deckel quellen lassen.

Wasser mit den Leinsamen vermischen und aufquellen lassen. Die Zwiebel schälen und feinhacken. Die Champignons putzen und würfeln. Die Knoblauchzehen schälen und kleinhacken.

Karotten schälen und kleinschneiden. Walnüsse in kleine Stücke zerkleinern. Die gekochten Maronen zerbröseln. Alles zusammen in eine Schüssel geben. Den Backofen auf 190° C vorheizen.

In einer Pfanne 1 EL Cannabis-Öl erhitzen und die Zwiebeln sowie den Knoblauch darin andünsten. Champignons zugeben, mit Salz und Pfeffer würzen und etwas garen lassen. Nun 1 EL Balsamico Essig zufügen und alles einkochen lassen. Danach beiseite stellen.

Champignons, Leinsamen, Karotten, Reis, Maronen, Walnüsse, Kichererbsenmehl, Kräuter und Sojasauce zusammen mit dem restlichen Cannabis-Öl sowie Salz und Pfeffer vermischen.

Die fertige Masse in eine Kastenform streichen, mit Rosmarinnadeln bestreuen und ungefähr 50-60 min im Backofen garen.

Vor dem Anschneiden sollte der Braten vollständig ausgekühlt sein, damit er seine Konsistenz behält. Der Braten kann problemlos bereits am Vortag vorbereitet werden und im Kühlschrank aufbewahrt werden. Vor dem Servieren kurz in der Mikrowelle oder im Backofen erwärmen.

Die Rosenkohlbeilage

Was Du dafür brauchst

- ✺ 500 g Rosenkohl
- ✺ 1 EL Olivenöl
- ✺ 1 EL Cannabis-Olivenöl
- ✺ Salz und Pfeffer
- ✺ 1 EL Zitronensaft
- ✺ 1 EL Granatapfelkerne

So wird`s gemacht

Den Backofen auf 190° Umluft vorheizen. In der Zwischenzeit die äußeren Blätter, den Strunk vom Rosenkohl entfernen und ihn in dicke Scheiben schneiden. Den Rosenkohl in eine Schüssel geben und mit Salz, Pfeffer und 1 EL Olivenöl würzen. Danach in eine feuerfeste Form geben und für ca. 20-25 min im vorgeheizten Backofen bei 190° C garen. Zwischendurch den Rosenkohl wenden. Den fertigen Rosenkohl mit Cannabis-Öl, Salz und Zitronensaft abschmecken und mit einer Schicht aus Granatapfelkernen dekorieren.

vegane Bratensoße mit Cannabis

Was Du dafür brauchst

- 25 g getrocknete Steinpilz (etwa 1 Stunde in warmen Wasser einweichen)
- 120 g Zwiebel
- 130 g Petersilienwurzel
- 180 g Karotten
- 1/2 Paprika
- 125 g Lauch
- 2 Knoblauchzehen
- 1 EL Cannabisöl
- 1 EL Tomatenmark
- 2 EL Balsamico Essig
- Wenn gewollt: jeweils ein Zweig Thymian oder Rosmarin
- 65 ml Rotwein
- 1 EL Tamari Sojasoße
- 1 Lorbeerblatt
- 3 zerdrückte Wacholderbeeren
- 20 g Dinkelmehl oder Speisestärke (Speisestärke vorher immer in kaltes Wasser einrühren und dann in die Soße geben, ansonsten klumpt sie)
- 25 g hochwertige Margarine

So wird`s gemacht

Die Zwiebel ungeschält in der Hälfte durchschneiden. Die Karotten waschen, schälen und in kleine Würfel schneiden. Die Petersilienwurzel ebenfalls schälen und würfeln. Den Lauch waschen und in dünne Ringe schneiden. Die halbe Paprika entkernen und kleinschneiden. Den Knoblauch schälen und kleinschneiden.

1 EL Öl in einem Topf erhitzen und darin die halbierten Zwiebeln andünsten. Wichtig ist, dass die Schnittfläche nach unten zeigt. Das restliche Gemüse hinzufügen, alles etwas andünsten und mit dem Essig ablöschen. Wer mag kann Thymian oder Rosmarin sowie einen Schuss Rotwein zugeben. Nun mit Wasser, Sojasauce, Wacholderbeeren, Lorbeerblättern, Salz und Pfeffer auffüllen und ungefähr 20-25 min köcheln lassen.

Zum Schluss alles durch ein Sieb gießen, wobei der Saft aufgefangen werden muss. Das Gemüse wird nicht mehr benötigt.

In einer Pfanne etwas Cannabis Öl erhitzen. Die Steinpilze in ein Sieb gießen und zusammen mit der Bratensauce in die Pfanne geben. Danach die Gemüsebrühe und 1 EL Cannabis Öl zufügen, die Sauce kräftig verrühren und direkt servieren.

Semmelknödel für das Menü

Was Du dafür brauchst
- 400 g weiße altbackene Brötchen
- 275 ml Sojamilch
- 80 g Zwiebel, fein gehackt
- Prise Muskat, frisch gerieben
- 1 TL Salz
- No-Egg entsprechend für 2 Eier
- 30 g Petersilie

So wird`s gemacht

Die Brötchen würfen und in eine Schüssel füllen. Die Zwiebel schälen und kleinschneiden und mit den Brötchen vermischen. Petersilie kleinhacken und ebenfalls dazu geben.

In einem Topf die Sojamilch mit der Muskatnuss erwärmen. Über die Brötchenwürfel geben und mit Salz verfeinern. No-Egg nach Packungsanweisung zubereiten.

Aus dem verkneteten Teig kleine Knödel formen. Wenn die Masse noch zu flüssig ist, kann sie durch Semmelbrösel ergänzt werden. In der Zwischenzeit Wasser mit Salz in einem Topf zum Kochen bringen. Wenn das Wasser nicht mehr sprudelt, werden die Knödel hinein gegeben, damit sie dort etwa 20-25 min ziehen können. Sobald sie an der Wasseroberfläche zu sehen sind, sind die Knödel fertig. Sie sollten nicht zu lange kochen, da sie sonst leicht zerfallen.

Zum Schluß: Der Braten, die Nudeln oder Knödel, den Rosenkohl und die Sauce können nun auf Tellern angerichtet werden. Das Gericht lässt sich wunderbar mit jungen Cannabisblättern dekorieren.

Indische Küche

Brauner Kardamom-Basmatireis infundiert

Was Du dafür brauchst

- 200 g brauner Basmatireis
- 500 ml Wasser
- 8 Kardamomkapseln
- 2 Lorbeerblätter
- 1 Prise Meersalz
- 3 EL Kokosöl mit Cannabis siehe Grund-Rezepte

So wird`s gemacht

Den Basmatireis abspülen und abgießen. Ein Topf mit Wasser, Lorbeerblättern, Salz und Kardamomkapseln zusammen mit dem Reis zum Kochen bringen. Die Temperatur reduzieren, den Topf mit dem Deckel abdecken und ungefähr 40-50 min köcheln lassen. Die Flüssigkeit sollte nachher vollständig absorbiert sein.

Den Topf vom Herd nehmen, abdecken und etwa 8-10 min stehen lassen. Nun die Kardamomkapseln entfernen und das Cannabis-Kokosöl unterrühren. Der Reis kann jetzt serviert werden. Am besten schmeckt dazu: Afghan Kush oder Orient Express.

Säuerliches Aprikosen-Chutney

Es ist ein wirkungsgeladenes Chutney, was sich leicht herstellen lässt und besonders aromatisch ist. Alle möglichen indischen Gerichte lassen sich damit aufpeppen.

Was Du dafür brauchst

- 200 g ungeschwefelte getrocknete Aprikosen, in dünne Scheiben geschnitten
- 2 TL frischer Ingwer, geschält und fein gehackt
- 1 TL Knoblauch, fein gehackt
- 80 ml naturtrüber Apfelessig
- 380 ml Apfelsaft
- 1 Prise Cayennepfeffer
- ¼ TL Salz

So wird`s gemacht

Alle Zutaten in einen Topf geben und zum Kochen bringen. Den Topf mit dem Deckel abdecken, die Temperatur reduzieren und bei schwacher Hitze einige Minuten köcheln lassen. Dabei immer wieder umrühren.

Raita mit Gurken und Limetten

Jedes Curry lässt sich perfekt mit diesem Raita servieren.

Was Du dafür brauchst

- 1 Schlangengurke
- 300 ml Sojajoghurt
- 1 TL Salz
- 1 TL fein gehackte Minzblätter
- 1 TL Limettensaft
- frische Minzblätter zum Garnieren

So wird`s gemacht

Die Gurke klein raspeln und in eine Schüssel geben. Die restlichen Zutaten hinzufügen und alles miteinander verrühren. Wer mag, kann einige Minzblätter zum Dekorieren zurück behalten.

Hanf-Rotis

Was Du dafür brauchst

- 225 g Vollkornweizenmehl
- 80 g Hanfsamenmehl
- 1 TL Salz
- 1 El (mit Cannabis infundiertes) Hanföl
- 125 ml Wasser

So wird`s gemacht

Mehl, Salz und Öl in eine Schüssel geben und zu einem krümeligen Teig verarbeiten. Wasser zufügen und alles zu einem geschmeidigen Teig kneten. Eine Arbeitsfläche mit Mehl bestreuen und den Teig darauf 3-5 min gut durchkneten, so dass ein elastischer Teig entsteht. Den Teig in eine Schüssel geben, abdecken und 40-45 min an einem warmen Ort stehen lassen.

Noch einmal kräftig durchkneten und in 6 große Stücke schneiden. Die Stücke kugelig formen und dünn ausrollen. Immer wieder mal mit etwas Mehl bestäuben, damit der Teig nicht kleben bleibt.

Eine Pfanne bei hoher Hitzezufuhr erwärmen, um darin die Roti etwa 35-40 Sekunden zu backen. Wenn die ersten schwarzen Flecken auf dem Fladenbrot sichtbar sind, ist es fertig.

Gerösteter Eichelkürbis mit Cannabis Salat

Was Du dafür brauchst

- 1 mittelgroßer Eichelkürbis, entkernten und in 2 cm dicke Scheiben schneiden
- 1 EL Cannabis-Öl
- Salz
- Gemahlener schwarzer Pfeffer

Für das Dressing:

- 3 TL naturtrüber Apfelessig
- 40 ml Olivenöl
- 15 ml Cannabis-Öl
- Prise Salz
- 70 g gekochte Weizenkörner

Für den Salat:

- 80 g Rucola
- 80 g Feldsalat
- 2 Kopfsalatherzen
- 30 g geröstete Kürbiskerne
- 1 rote Zwiebel, in Scheiben geschnitten

So wird`s gemacht

Die Weizenkörner einen Tag vorher in Wasser einweichen. Das Wasser in einem Topf zum Kochen bringen und die abgespülten Körner bei geringer Temperaturzufuhr darin garen. Nach ungefähr 60-80 min sind die Körner weich und prall.

Den Backofen auf 190° C vorheizen und ein Backblech mit Backpapier auslegen. Die Kürbisspalten darauf legen, mit dem Olivenöl beträufeln, mit Salz und Pfeffer würzen und für etwa 25-30 im Backofen anrösten. Nach etwa 10-15 min die Spalten einmal wenden.

Alle anderen Zutaten in eine Schüssel geben und zu einem Dressing verarbeiten. Zum Schluss die Weizenkörner unterheben. Salatblätter, Kürbisspalten und Zwiebel auf Tellern gleichmäßig verteilen und mit dem Dressing begießen. Geröstete Kürbiskerne sowie eventuell junge Cannabisblätter als Dekoration darüber geben.

Veganes Cannabis-Thali

Cannabis infundiertes Punjabi Dal Fry (vegan)

Was Du dafür brauchst

- 125 g rote Linsen
- 125 g gelbe Linsen
- 4 Tassen Wasser
- 1 Stück frischer Ingwer
- ½ TL Kurkuma
- Salz
- 2 EL Öl
- 3 EL Hanföl / potentes infundiertes Cannabisöl
- ½ TL Kreuzkümmel
- ½ TL Senfsamen
- 1 Lorbeerblatt
- 1 Nelke
- ½ rote Zwiebel, fein gehackt
- 3 Knoblauchzehen, fein gehackt
- 3 grüne Chillies, in feine Ringe geschnitten
- ½ Messerspitze Garam Masala
- 1 Messerspitze rotes Chillypulver
- 2 EL vegane Butter
- 50 g gehackter frischer Koriander

So wird`s gemacht

Die Linsen in einen Topf geben und etwa 20-25 köcheln lassen.

In der Zwischenzeit eine Pfanne mit etwas Öl bei mittlerer Hitzezufuhr erwärmen. Senfsamen und Kreuzkümmel darin kurz anbraten. Nelke und Lorbeerblatt zufügen und noch einige Sekunden dünsten lassen.

Jetzt den Knoblauch, die Zwiebeln und die Chilis zugeben und solange garen, bis die Zwiebeln glasig sind.

Linsen, Cayennepulver, Butter, Cannabis-/Hanföl und das Garam Masala zugeben und mit Zitronensaft und Salz würzen. Bei Bedarf etwas Wasser zufügen, um die richtige Konsistenz zu erreichen. Zum Schluss mit Koriander und einige Chilis garnieren und mit Reis oder Rotis servieren.

Schnelles Curry - Mango mit Cannabis

Was Du dafür brauchst

- 2 - 3 fruchtige reife Mangos oder Mangos aus der Dose
- 250 ml dicke Kokosmilch oder frische Kokosmilch (2 Tassen aus der ersten Extraktion ohne zusätzliches Wasser)
- 1 getrocknete rote Chilischote
- 1 TL Senfsamen
- 1 TL (infundiertes) Hanföl
- Prise Kurkuma
- 3 Curryblätter
- 1 Stück Ingwer, klein gehackt
- 1 EL brauner Zucker
- 2 g getrocknete, descarboxilierte Cannabisblüten
- Salz

So wird`s gemacht

In einen Topf die Kokosmilch und die decarboxilierten und zerkleinerten Cannabisblüten geben und bei mittlerer Hitzezufuhr etwa 20-25 min kochen. Dadurch können sich die Cannabinoide der fetthaltigen Kokosmilch verbinden. Achtung, immer umrühren, damit nichts anbrennt!

Das Fleisch der Mango, die Senfsamen und die Chilischoten dazugeben und alle beiseite stellen.

Etwas Öl in einer Pfanne erwärmen und darin die restlichen Senfsamen anbraten. Curryblätter und Kurkuma zufügen und weiter garen für einige Sekunden. Nun mit dem Wasser ablöschen und die Kokosmilch, das Salz, das Hanföl und den Zucker zugeben und alles verrühren. Einige Minuten weiter kochen und später mit Rotis oder Reis servieren.

Kachumber Weed-Salat

Was Du dafür brauchst

- 1 kleine Zwiebel, klein gehackt
- 1 Fleischtomate, in kleine Stück geschnitten
- 1 Salatgurke, in kleine Stücke geschnitten
- 1 große Zwiebel, fein gehackt
- 3 kleine rote Rettiche, in Stück geschnitten
- 1-2 TL frische Cannabisblüten, klein geschnitten
- 2 grüne Chili, klein gehackt
- ¼ Tasse frischer, klein geschnittener Koriander
- 3-4 Minzblätter, klein gehackt
- Salz
- Schwarzer Pfeffer
- Prise Chilipulver
- 1 EL frisch gepresster Zitronensaft
- 1 EL infundiertes Cannabis-Olivenöl

So wird`s gemacht

Die geschnitten Gurken, Tomaten und den Rettich zusammen mit den Zwiebeln in eine Schüssel geben. Die restlichen Zutaten zufügen und alles gut miteinander verrühren.

Minz-Chutney mit Marijuana

Was Du dafür brauchst

- 3 rote Chilis (für weniger Schärfe die Kerne entfernen)
- 40 g frische Minzblätter
- 30 g Tasse frischer Koriander
- ½ TL Salz
- 1/2 TL Zucker
- 2-3 EL frisch gepresster Zitronensaft
- 1 kleine Knoblauchzehe
- Ein kleines Stück Ingwer, klein gehackt
- 125 ml Wasser
- 1 EL mit Cannabis infundiertes Hanföl
- 1 frische Cannabisblüte, klein gehackt
- Schwarzes Salz

So wird`s gemacht

Alle Zutaten in eine Schüssel geben und mit dem Pürierstab oder dem Mixer zu einer flüssigen Masse verarbeiten.

Raita mit Cannabis

Was Du dafür brauchst

- 220 ml pflanzliches Joghurt (z.B. Sojajoghurt)
- 50 g fein gehackte rote Zwiebel, wahlweise auch fein gehackte Gurke
- 15 g frische Minze, gehackt
- ¼ TL gerösteter Kreuzkümmel
- Etwas Cayennepfeffer
- 1/2 TL Salz
- 2 TL frisch gehackter Koriander
- 1-2 EL mit Cannabis infundiertes Kokosöl

So wird`s gemacht

Den Joghurt in eine Schüssel geben und mit einem Schneebesen kräftig verrühren. Kreuzkümmel, Salz, Zwiebel und Cayennepfeffer zugeben und alles miteinander vermischen. Vor dem Servieren mit Koriander bestreuen.

Tipp: Für einen noch aromatischeren Kreuzkümmel kann er für einige Minuten in der Pfanne angeröstet werden. Zusätzlich kann zum Chutney auch noch etwas Salatgurke gegeben werden.

Süßes und Gebäck

Roggen-Brötchen mit Cannabis

Was Du dafür brauchst

- 450 g Roggenmehl
- 225 g Weizenmehl
- 40 g Hefe (1 Würfel)
- 1,5 TL brauner Zucker
- 360 ml lauwarme Milch
- 1 TL Salz
- 35 g zerlassene Cannabisbutter
- zum Bestreichen:
- etwas Milch oder ein Ei
- zum Bestreuen Kümmel oder Mohn

So wird`s gemacht

Mehl in eine Schüssel geben, eine Mulde bilden und die Milch, den Zucker und die Hefe zufügen. Alles miteinander zu einem glatten Teig verarbeiten. Danach mit einem feuchten Küchentuch bedecken und etwa 10-15 min an einen warmen Ort stellen. Danach die Butter, Salz und Milch zugeben und nochmals gut durchkneten. Weitere 45-50 min an einem warmen Ort gehen lassen.

Den Teig noch einmal kräftig durchkneten und halbieren. Jeden Tag in eine runde Form bringen und auf ein Backblech legen, welches mit Backpapier ausgelegt worden ist. Den Teig mit einem feuchten Küchentuch abdecken und erneut 10-15 gehen lassen. In die Oberseite mit einem Messer etwas 1 cm tief einschneiden und alles mit Ei oder Milch bestreichen. Den Backofen auf 160° C vorheizen, das Backblech hinstellen und etwa 25-30 min backen lassen. Je nach Größe der Brötchen kann die Backzeit bei einer geringeren Temperatur verlängert werden.

Infundierte Himbeer-Zitronencreme-Tartelettes

Was Du dafür brauchst:

- 125 g ungesüßte, getrocknete Kokosraspel
- 30 g Haferflocken
- 4 EL braunes Reismehl
- 85 g Dinkelmehl
- 30 ml geschmolzenes Kokosöl
- 30 ml Cannabis-Kokos-Öl
- 50 ml Ahornsirup
- Prise Meersalz
- 1 EL Vanilleextrakt
- Zutaten für die Füllung:
- 100 g rohe Cashewkerne
- 450 ml Wasser
- 600 ml Reismilch (ungesüßt)
- 30 g Kokosraspeln
- 3 TL Agar-Agar-Flocken
- 50 ml Ahornsirup
- 50 ml frisch gepresster Zitronensaft
- Abrieb von 2 Zitronen
- Prise Kurkuma
- Prise Meersalz
- Zutaten für das Topping:
- 500 g Himbeeren
- 2 TL Ahornsirup
- 1 TL Vanilleextrakt

So wird`s gemacht

Den Backofen auf 140° C vorheizen. Ein Backblech mit Backpapier auslegen, die Kokosraspel darauf verteilen und für 5 min rösten lassen. Zwischendurch immer wieder mal umrühren und nochmals zwei Minuten rösten. Die Kokosraspeln rausnehmen und abkühlen lassen.

50 g der gerösteten Kokosraspeln, Reismehl, Salz und Haferflocken in eine Schüssel geben und sehr fein mahlen. Das Dinkelmehl zusammen mit den restlichen Kokosraspeln zufügen und alles miteinander verarbeiten. Beide Ölsorten darüber träufeln und unterkneten. Nun noch das Vanilleextrakt und den Ahornsirup zugeben und alles zu einem nicht klebrigen Teig verarbeiten.

Den Backofen auf 150° C vorheizen. Tartelette-Förmchen mit dem Teig füllen, ohne dass ein Rand übersteht. Den Boden mit einer Gabel einige Male einstechen. Die Förmchen in den Backofen stellen und etwa 15-20 min goldbraun backen.

Die Cashewkerne müssen im Wasser ungefähr 3-4 Stunden eingeweicht werden. Danach werden die Cashewkerne zusammen mit den Kokosraspeln und der Reismilch für ungefähr 2 min püriert. Nun die Mischung in ein Küchentuch geben und durch ein Nudelsieb drücken, um die gesamte Flüssigkeit herauszudrücken.

Die Agar-Agar-Flocken mit Salz, Kurkuma, Ahornsirup und der Kokos-Cashew-Milch in einen Topf geben, verrühren und bei geschlossenem Deckel bei hoher Hitzezufuhr kurz aufkochen lassen. Dabei die Milch immer umrühren, um ein Ansetzen zu vermeiden. Wenn die Flocken sich aufgelöst haben, die Milch für 8-10 min abkühlen lassen. Nun den Zitronensaft und etwas Zitronenabrieb zugeben und für 20-35 Sekunden pürieren, so dass eine schaumige Masse entsteht.

Die Tartelletes aus den Formen lösen und randvoll mit der noch warmen Zitronen-Cashew-Creme füllen. Mit dem restlichen Zitronenabrieb bestreuen und für 20-30 min zum Abkühlen in den Kühlschrank stellen.

Die Beeren Deiner Wahl mit dem Vanilleextrakt und dem Ahornsirup vermischen. Etwas stehen lassen, damit alles gut durchziehen kann.

Vor dem Dekorieren der Tartelletes die Beerenmischung noch einmal gut durchrühren.

Apfel-Mandel-Schnitten mit Marijuana

Was Du dafür brauchst

- 3 EL Kokos-Cannabisöl
- 4 rote Äpfel (z.B. Gala oder Pink Lady)
- 150 ml Ahornsirup
- 3 TL Vanilleextrakt
- 140 g Haferflocken
- 250 g Mandelmehl
- 70g Gerstenmehl
- 1 EL Backpulver
- 50 ml Olivenöl
- ½ TL Mandelextrakt
- 2 TL Aprikosenmarmelade

So wird`s gemacht

Eine Backform (20 x 20 cm) mit Backpapier auslegen oder etwas einfetten. Den Backofen auf 150° C vorheizen.

Die Äpfel schälen und in 2 cm dicke Scheiben schneiden. In einer Pfanne das Kokos-Cannabis-Öl erhitzen und die Äpfel darin etwa 3-5 min andünsten.

Das Vanilleextrakt und den Ahornsirup dazugeben und nochmals 5-7 min bei geringer Hitzezufuhr garen lassen. Sollten die Äpfel danach noch nicht weich sein, die Pfanne mit einem Deckel abdecken und die Garzeit erweitern.

Die Haferflocken fein mahlen und zusammen mit den beiden Mehlsorten und dem Backpulver gut verrühren. Ahornsirup, Olivenöl, Mandelextrakt und Vanilleextrakt zugeben und alles zu einem glatten Teig verarbeiten.

Alles in die vorbereitete Backform geben und für etwa 12-15 min in den Backofen stellen. Danach die Backform mit den Apfelscheiben auslegen und in den Teig drücken. Dabei einen Rand von etwa 1 cm lassen. Den Kuchen wieder in den Backofen stellen und für 15-20 min backen.

Den Kuchen vollständig abkühlen lassen und danach auf ein Schneidbrett oder einen flachen Teller stürzen. Vorsichtig herumdrehen, ohne dass er kaputt geht dabei.

In einen Topf die Aprikosenmarmelade leicht erhitzen und den Kuchen damit glasieren. Am besten den Kuchen bei Raumtemperatur servieren.

Cashew-Zimt Creme mit Canna

Was Du dafür brauchst

- 130 g rohe Cashewkerne, 2-6 Stunden in 500ml Wasser einweichen
- 50 ml brauner Reissirup
- 1 EL Vanilleextrakt
- Prise Zimt
- Prise Salz
- 30 ml Wasser
- 50 ml frischer Orangensaft
- 15 ml Cannabis-Rum
- 125 g frische Früchte und Beeren
- Evtl. Cashewmilch

So wird`s gemacht

Die eingeweichten Cashewkerne abspülen und zusammen mit allen anderen in einer Schüssel pürieren.

Die Creme in ein wieder verschließbares Gefäß geben und im Kühlschrank aufbewahren. Vor dem Servieren die Creme mit Früchten Deiner Wahl garnieren.

Sollten die Creme zu dick sein, lässt sie sich mit Nussmilch verflüssigen. Für den Cannabis-Rum wird Cookie Strain oder Blueberry.

Apple Crumble

Was Du dafür brauchst

- 450 g Äpfel
- 80 g Cannabisbutter
- 80 g brauner Zucker
- 90 g Mehl
- 65 g Haferflocken
- 1 Prise Zimt
- Saft einer Zitrone

So wird`s gemacht

Die Äpfel von der Schale befreien. Die Äpfel in Spalten schneiden und mit dem Saft der Zitrone benetzen. Wahlweise können noch Rosinen hinzugefügt werden. Im Anschluss werden die Apfelspalten in eine eingefettete Auflaufform gegeben.

Die kalte Cannabisbutter zusammen mit dem Zucker, dem Mehl, den Haferflocken und der Prise Zimt in eine Schüsselgeben und zu einem streuseligen Teig verkneten. Die Streusel gleichmäßig über die Äpfel streuen.

Den Backofen auf 150° C vorheizen und den Apple Crumble etwa 30-35 min backen.

Am besten schmeckt der Apple-Crumble warm, mit Cannabis-Vanille-Eis und Sahne serviert.

Vanille-Eis mit Cannabis

Was Du dafür brauchst

- ✳ 500 ml Sahne
- ✳ 500 ml Milch
- ✳ 20 g Cannabis
- ✳ 1 Teelöffel Lezithingranulat
- ✳ 4 Eßlöffel Honig
- ✳ 1 Vanilleschote
- ✳ 1 Ei

So wird`s gemacht

Lezithingranulat zusammen mit der Sahne und der Milch und den gehackten Buds etwa 2-3 min dem Handmixer gut durchmixen. Alles in einen Topf geben und in einem Wasserbad für etwa 8-10 min leicht köcheln lassen. Das Mark der Vanilleschote und den Honig zugeben und gut verrühren. Nachdem die Mischung abgekühlt ist, das Ei zufügen und alles schaumig schlagen.

Die Mischung gleichmäßig auf temperaturbeständige Schüsseln aufteilen und abgedeckt in den Gefrierschrank stellen. Nicht zu lange damit warten, damit der Schaum sich nicht verflüssigt.

Sehr gut schmeckt das Cannabis-Vanille-Eis mit überzogener Cannabis-Schokolade oder mit heißen Himbeeren.

Flying Donuts

Was Du dafür brauchst

- 3 Tassen Mehl
- 375 ml Milch
- 75 ml Kondensmilch
- 5 g Cannabis
- 125 g Rohrzucker
- 2 Esslöffel Cannabisbutter
- 2 Eier
- 1 Päckchen Backpulver
- 1 TL Salz
- ½ TL Zimt
- Puderzucker, Kuvertüre, Streußel oder ähnliches

So wird`s gemacht

40 ml Kondensmilch mit dem feingemahlenen Cannabis in einen kleinen Topf geben und bei mittlerer Hitze erwärmen. Im Anschluss die Hitze reduzieren und bei geringer Hitzezufuhr etwa 20 min langsam köcheln lassen, dabei gelegentlich umrühren. Die Milch-Mischung darf nicht zu heiß werden und auch nicht hochkochen (bei Bedarf kann noch etwas Kondensmilch nachgegeben werden). Im Anschluss die Milch hineingeben und weitere 15-20 min bei geringer Temperatur köcheln lassen, wieder gelegentlich umrühren. Die Milch nach der

Kochzeit durch ein feines Teesieb oder einen Kaffeefilter gießen und die festen Stoffe herausfiltern. Im Anschluss die Milch komplett auskühlen lassen.

In einer kleinen Schüssel den Rohrzucker mit der weichen Cannabisbutter, den Eiern und der ausgekühlten Milch gut verkneten. In einer separaten Schüssel das Mehl mit dem Backpulver gut vermengen, den Zimt und das Salz hinzugeben und nochmals gut vermischen. Die Buttermischung langsam Schritt für Schritt in die Mehlmischung eingießen und kneten bis ein gleichmäßiger Teig entstanden ist.

Den Teig auf einer bemehlten Arbeitsfläche ca. 2 cm dick ausrollen. Mit einem Glas aus dem Teig Donuts ausstechen. Mit einem Schnapsglas das Loch in der Mitte des Donuts ausstechen.

In einem Topf oder in einer Fritteuse Öl auf 190°C erhitzen und die Donuts von beiden Seiten darin ausbacken. Wenn die Donuts an der Oberfläche schwimmen, können sie aus dem Öl herausgeholt werden. Die fertigen Donuts auf einem Küchenpapier abtropfen lassen, im Anschluss nach Belieben verzieren und die Wirkung der Donuts mit Cannabis erleben.

Butter Scotch mit Canna

Was Du dafür brauchst

- 3 Esslöffel Butter oder Cannabis-Butter
- 1 TL Salz
- 1 Tasse brauner Zucker
- 80 ml Sahne
- 7 g Weed
- Mark einer Vanilleschote

So wird`s gemacht

Die Sahne in einem kleinen Topf erhitzen. Das fein gehackte Weed hinzugeben und etwa 50-60 min in der Sahne bei niedriger Hitzezufuhr simmern lassen. Im Anschluss die Sahne durch ein feines Sieb abgießen.

Die Butter mit dem braunen Zucker in einen kleinen Topf geben und bei geringer Hitzezufuhr erwärmen. Sobald die Butter ganz geschmolzen ist, alles gut miteinander verrühren. 30 ml Sahne hinzufügen und nochmals gut unterrühren. Die Butter-Sahnemischung unter ständigen Umrühren etwa 3-4 köcheln lassen, bis sie eine dunkle Farbe bekommen hat.

Den Topf vom Herd nehmen und langsam die übrige Sahne und das Mark der Vanilleschote hineinrühren. Die Soße in ein verschließbares Gefäß füllen. Den Topfboden nicht auskratzen, da das angebackene Karamell die Cannabis-Butter Scotch bitter macht. Nach dem kompletten auskühlen, kann die Cannabis-Butter Scotch für 2-3 Wochen im Kühlschrank aufbewahrt werden. Vor dem Servieren sollte sie in einem kleinen Topf oder in der Mikrowelle erwärmt werden.

Cannabis-Butter Scotch passt sehr gut zu Eis, Kuchen oder auch in Kaffee oder heißem Kakao.

Spitzbuben mit Marijuana

Was Du dafür brauchst

- 250 g Cannabisbutter
- 125 g Zucker
- 425 g Mehl
- 75 g geriebene Haselnüsse
- 4 Eier, davon das Eigelb
- 1 Pck. Vanillezucker
- Prise Salz
- 1 Zitrone, davon den Saft und die geriebene Schale
- 225 g Gelee oder Konfitüre

So wird`s gemacht

Das Mehl in eine Schüssel geben und die kalte Cannabisbutter in Flocken darauf verteilen. Die Eier trennen und die Eigelbe, den Zucker, den Vanillezucker, den Abrieb der Zitrone und die geriebenen Haselnüsse in die Mitte des Mehls geben und mit den Händen zu einem glatten Mürbeteig verarbeiten. Den Teig zu einer Kugel formen, in Alufolie einwickeln und für ca. 60- 90 Minuten im Kühlschrank gehen lassen.

Den Teig aus dem Kühlschrank nehmen und auf einer bemehlten Arbeitsfläche ca. 2,5 mm dünn ausrollen und die Plätzchen daraus ausstechen. Dabei muss zu jedem „Unterteil" ein passendes „Oberteil" mit einem Loch ausgestochen werden. Wenn nicht der ganze Teig auf einmal verarbeitet werden kann, den Teig wieder im Kühlschrank lagern. Wenn der Teig zu warm wird, fängt er an zu kleben und lässt sich schlecht verarbeiten.

Den Backofen auf 140°C vorheizen. Ein Backblech mit Backpapier auslegen. Die ausgestochenen Plätzchen darauf verteilen, das Backblech in den Backofen hineinschieben und für etwa 12-15 min goldbraun backen.

Die Plätzchen auskühlen lassen. Nun das Gelee oder die Marmelade mit dem Zitronensaft vermischen, die Plätzchen damit bestreichen und mit einem zweiten Plätzchen bedecken.

Die Plätzchen aus dem Backofen nehmen und auskühlen lassen. Im Anschluss wird die Marmelade oder das Gelee mit dem Zitronensaft gut vermengt und auf ein Plätzchen gestrichen und mit einem anderen Plätzchen abgedeckt. (die Geschmacksrichtung, ist jedem selbst überlassen. Die Oberseite der Plätzchen kann nach Belieben noch mit Puderzucker bestreut werden.

Viel Spaß beim Nachbacken und naschen.

Liebesäpfel mit Cannabis
Was Du dafür brauchst
- ✤ 5 säuerliche Äpfel
- ✤ 450 g Cannabis-Zucker
- ✤ 6 EL Wasser
- ✤ 1 EL rote Lebensmittelfarbe
- ✤ 2 EL Zitronensaft oder
- ✤ 250g Cannabis-Schokolade

So wird`s gemacht

Die Äpfel gründlich unter kaltem Wasser abwaschen und gut trocken tupfen, die Stiele von den Äpfeln entfernen und die Äpfel auf ein stabiles Holzstäbchen stecken.

Candy Cannabis-Liebesäpfel

In einem Topf den Cannabis-Zucker mit dem Wasser und dem Zitronensaft (wer will kann noch Lebensmittelfarbe dazu geben) bei niedriger Hitzezufuhr auflösen lassen. Dabei ständig umrühren. Die Masse unter ständigem Rühren köcheln lassen, bis der Zucker vollständig aufgelöst ist und ein Sirup entsteht. Wenn der Sirup klar ist, den Topf vom Herd nehmen. Achtung: Wird der Sirup zu lange gekocht, gibt es einen bitteren Geschmack. Deshalb vorzeitig vom Herd nehmen!

Einen großen Teller mit Zucker bedecken. Die Äpfel in den Sirup tauchen und solange hin und her bewegen, bis sie vollständig von dem Sirup bedeckt sind. Im Anschluss die Äpfel kopfüber (Stäbchen oben) auf den Zuckerteller stellen und die Liebesäpfel vollständig auskühlen lassen. Wer möchte kann die Liebesäpfel vor dem Trocknen nach Belieben mit Streuseln oder anderen Sachen verzieren.

Schoko-Cannabis-Äpfel

Die Cannabis-Schokolade langsam über einem Wasserbad zum Schmelzen bringen und die Äpfel in die flüssige Schokolade eintauchen. Die Äpfel abtropfen lassen und im Anschluss die Schokolade wieder erhärten lassen. Nach Belieben können die Äpfel mit Krokant, Nüssen, Mandeln etc. verziert werden. Der Vorgang sollte vor dem Auskühlen passieren.

Wer den ultimativen Liebesapfel möchte, nimmt zur Herstellung des Cannabis-Zuckers bzw. der Schokolade aphrodisierende Sorten, wie die Afrodite, Miagra oder Miagra Auto.

Cannabis-Schokolade

Was Du dafür brauchst

- 25 g Cannabis
- 375 g Zartbitterschokolade (min 70% Kakaoanteil)

So wird`s gemacht

Um eine stärkere Wirkung zu erzielen, sollten die Buds für 20-25 min bei 100°C in den vorgeheizten Backofen gegeben werden. Durch das Verfahren wandeln sich die Inhaltsstoffe um und die Wirkung der Cannabis-Schokolade wird stärker.

Die Schokolade vorsichtig über einem Wasserbad zum Schmelzen bringen, aufpassen dass die Schüssel mit der Schokolade nicht mit dem Wasser in Berührung kommt. Die Konsistenz wird so am Ende einfach besser. Die Buds aus dem Backofen holen, etwas auskühlen lassen und im Anschluss mit einem Grinder oder einer Kaffeemühle zu feinem Staub vermahlen. Den Buds-Staub noch mal kurz durch ein feines Sieb geben, um kleine Stücke oder Stängel herauszufiltern. Den Cannabis-Staub in die geschmolzene Schokolade geben und in eine Eiswürfelform füllen. Die gefüllte Eiswürfelform solange in dem Kühlschrank stellen, bis die Schokolade vollständig erhärtet ist.

Von der Schokolade sollte zu Anfang erst wenig genossen werden. Man sollte immer daran Denken, dass die Wirkung erst etwas später einsetzt. Zur Sicherheit sollte eine „normale Schokolade" griffbereit liegen, um die Lust auf Schokolade damit auszugleichen.

Tarta de Cannabis Schokocreme

Was Du dafür brauchst

- 5 Eier (Dotter und Eiweiß getrennt)
- 150g weiche Butter
- 375 g Cannabis Schokocreme
- 2 EL Rum oder Haselnusslikör
- 125 g gemahlene Haselnüsse
- 125 g dunkle Schokolade
- Prise Salz
- Zutaten für den Belag:
- 125 g ganze Haselnüsse
- 140 ml Schlagsahne
- 120 g dunkle Schokolade
- 2 EL Rum oder Haselnusslikör

So wird`s gemacht

Den Backofen auf 170°C vorheizen. Eine Springform (22cm) einfetten und mit Mehl oder Paniermehl bestreuen.

Die Schokolade über einem Wasserbad vorsichtig schmelzen im Anschluss kurz auskühlen lassen.

Das Eiweiß mit einer Prise Salz steifschlagen.

In einer weiteren Schüssel die Butter und das Nutella gut miteinander vermengen. Nach Belieben kann auch Cannabisbutter genommen werden. Den Rum (oder den

Haselnusslikör), die Eigelbe und die gemahlenen Haselnüsse hinzufügen und gut unterrühren.

Die flüssige Schokolade langsam Schritt für Schritt in die Masse geben und gut vermengen. Nun den Eisschnee unterheben.

Den Backofen auf 140°C vorheizen. Die Masse in die Springform geben ca. 40-45 min backen lassen. (Die Tarta sollte sich vom Rand der Form lösen.)

Die fertige Tarta vollständig auskühlen lassen.

Herstellung der Glasur:

Die Haselnüsse von der Haut befreien. Hierzu werden sie blanchiert oder für einige Minuten in den Backofen gegeben. Im Anschluss kann die Schale abgerieben werden.

Die hautlosen Haselnüsse in einer Pfanne, ohne die Zugabe von Fett, bei geringer Hitzezufuhr anrösten. Beim Anrösten die Haselnüsse ständig rühren, damit sie nicht anbrennen. Im Anschluss die Haselnüsse vollkommen auskühlen lassen.

In einem kleinen Topf die Sahne, den Rum oder den Haselnusslikör erwärmen und darin die Schokolade (es kann auch eine Schokolade mit Cannabis genutzt werden) langsam schmelzen lassen. Unter ständigem Rühren die Schokolade etwas auskühlen lassen, bis sie die richtige Konsistenz hat, um auf die Tarta gestrichen zu werden.

Den ausgekühlten Kuchen mit der Schokoladenmasse bestreichen und mit den Haselnüssen verzieren.

Cannabis Schokocreme selber herstellen

Was Du dafür brauchst

- 300 g Nougatschokolade
- 125 g Zartbitterschokolade
- 325 ml Kondensmilch
- Prise Salz
- 2 EL brauner Zucker
- 50 g Cannabis-Butter

So wird`s gemacht

Die Schokolade in kleine Stücke schneiden oder raspeln. In einen Topf die Kondensmilch geben und leicht zum Kochen bringen. Die Schokolade zugeben und schmelzen lassen. Nun die restlichen Zutaten hinzufügen und alles gut verrühren. Die Schoko-Creme noch heiß in Gläser füllen, abkühlen lassen und zum Aufbewahren in den Kühlschrank stellen.

Schwarzwälder Bubble-Hash-Kirschtorte

Was Du dafür brauchst

- 125 g Cannabis-Butter
- 125 g Zucker
- 1 Pck. Vanillezucker
- 3 Eier
- 75 g gemahlene Mandeln
- 125 g Kakaopulver
- 60 g Mehl
- 40 g Speisestärke
- 1 EL Backpulver
- 6 EL Kirschwasser
- 450 ml Sahne
- 7 g BubbleHash
- 700 g Sauerkirschen
- Schokoladenraspel

So wird`s gemacht

Den Backofen auf 150° C vorheizen. Eine Springform mit Backpapier auslegen oder leicht einfetten.

Zucker, Vanillezucker und Cannabis-Butter in eine Schüssel geben und schaumig schlagen. Mandeln, Eier und Kakao zufügen und erneute aufschlagen. Backpulver, Speisestärke und Mehl sieben und vorsichtig unterheben. Alles in die Springform füllen und etwa 20-25 min im unteren Bereich des Backofens backen. Den Boden einen Tag ruhen lassen und dann mit einem dünnen Faden zweimal waagerecht durchschneiden.

In einem Topf die Sahne erwärmen und das BubbleHash bei niedriger Hitzezufuhr etwa 60-80 min simmern lassen. Alles abkühlen lassen und für 3-4 Stunden in den Kühlschrank geben.

Mit dem Kirschwasser den untersten Boden leicht beträufeln. Die Kirschen in ein Sieb geben und abtropfen lassen. In der Zwischenzeit die Sahne steifschlagen, dabei etwas Zucker zugeben. Die Sahne auf den Boden streichen und die Kirschen gleichmäßig darauf verteilen. Die oberste Platte drauflegen und ebenfalls mit der Sahne bestreichen. Zum Schluss mit Schokoraspeln verzieren und mit Sahnerosetten verzieren. Als Krönung der Rosette wird eine Kirsche verwendet.

Kürbis-Kuchen mit Cannabis

Was Du dafür brauchst

- 450 g Mehl
- 400 g brauner Zucker
- 300 ml Cannabis-Öl
- 3 Eier
- 600 g Kürbisfleisch
- 1/2 TL Salz
- 1 EL Backpulver
- 1TL Zimt
- 125 g gemahlene Haselnüsse oder Mandeln
- 125 g Rosinen
- 1 Msp. Nelkenpulver
- 1 Msp. Muskat

So wird`s gemacht

Das Kürbisfleisch ganz kleinschneiden. Eier, Zucker und Cannabisöl in eine Schüssel geben und aufschlagen. Das Kürbisfleisch, das Mehl und die restlichen Zutaten zugeben und alles gut miteinander verrühren. Ist der Teig noch zu flüssig, kann etwas Mehl zugefügt werden.

Den Backofen auf 150° C vorheizen. In der Zwischenzeit eine runde Backform leicht einfetten. Den Teig gleichmäßig in die Form füllen.

Wer möchte, kann aus Lebensmittelfarbe, Wasser und Puderzucker oder aus Schokolade eine tolle Glasur für den Kuchen zaubern.

Heidelbeer-Dampf-Pudding mit Cannabis

Was Du dafür brauchst

- 125 g Heidelbeeren
- 70 g Heidelbeermarmelade
- 60 g Cannabisbutter
- 75 g Butter
- 125 g Zucker
- 2 große Eier
- 160 g Mehl
- 1 TL Backpulver
- Prise Salz
- 50 ml Milch
- Puddingform 1,25L mit Deckel

So wird`s gemacht

In einer Schüssel die weiche Butter und die Cannabisbutter (es kann natürlich, je nach gewünschter Stärker, der Anteil von der Cannabisbutter erhöht oder gesenkt werden) mit dem Zucker schaumig schlagen. Die Eier hinzugeben und gut unterrühren. Im Anschluss Mehl, Backpulver, Milch und Salz hinzugeben und alles gut verrühren.

Die Puddingform einfetten. Etwas Marmelade auf den Boden der Form geben und mit ein paar Heidelbeeren bestreuen. Etwa 1/3 des Teigs über die Marmelade geben und wieder eine Schicht aus Marmelade und Beeren darüber geben. Das Ganze so lange wiederholen, bis der Teig und die Früchte/Marmelade verbraucht sind.

Wenn alle Zutaten verbraucht sind, wird die Puddingform mit dem Deckel gut verschlossen und für 90-120 min bei geringer Hitzezufuhr über einem Wasserbad gedämpft. Im Anschluss den Pudding kurz auskühlen lassen und auf einen großen Teller oder einer Servierplatte stürzen.

Es können anstatt Heidelbeeren ganz nach Belieben auch andere Früchte verwendet werden.

Weed-Popcorn mit Cannabis

Was Du dafür brauchst

- 1/2 Tasse Popcorn-Mais
- 1/2 Tasse Cannabisbutter
- 1 Tasse brauner Zucker
- 1/4 Tasse Cannabis-Honig
- 1/2 EL Salz
- 1/4 TL Backpulver
- Mark einer Vanilleschote
- 3 TL Wasser
- 4 TL Öl

So wird`s gemacht

In einem Topf etwas Öl erwärmen und darin den Popcornmais bei geschlossenem Deckel aufpoppen lassen. Eine Auflaufform leicht einfetten und das Popcorn hineingeben.

Cannabisbutter, Honig, Salz, Wasser und braunen Zucker in einen Topf geben und bei mittlerer Hitzezufuhr aufkochen lassen. Die Temperatur reduzieren und weitere 8-10 min köcheln, wobei immer umgerührt werden sollte. Zum Schluss das Vanillemark und das Backpulver unterheben und gut verrühren.

Das Karamell über das Popcorn gießen und im vorgeheizten Backofen bei 120° C etwas 10-15 min backen. Dabei alle paar Minuten ein wenig schwenken. Danach abkühlen lassen, auseinanderbrechen und in einem luftdichten Behälter lagern.

Schnecken mit Cannabis

Was Du dafür brauchst:

- 200 ml lauwarme Milch
- 150 g Zucker
- 3 Eier
- Prise Salz
- 750 g Mehl
- 100 g weiche Cannabisbutter
- 1 Würfel Hefe
- Zutaten für die Füllung:
- 500 g gemahlene Haselnüsse oder Mohn
- 225 g Zucker
- 2 EL Vanillezucker
- 3 Eier

Zutaten für die Glasur:

- 250 g Puderzucker
- Zitronensaft

So wird`s gemacht

Milch, 2 EL Zucker und Hefe in eine Schüssel geben und alles verrühren. Abdecken und für 10-15 min warm stellen. In der Zwischenzeit den restlichen Zucker, die Cannabisbutter, die Eier und das Mehl zur Hefe geben und zu einem glatten Teig verarbeiten. Abdecken und weitere 50-60 min gehen lassen.

Die restlichen Zutaten in eine Schüssel füllen und gut miteinander verrühren.

Eine Arbeitsfläche leicht bemehlen und darauf den Teig kräftig durchkneten und ausrollen. Die Füllung darauf streichen und den Teig einrollen. Zum Schluss ungefähr 3 cm breite Stücke schneiden und ein mit Backpapier ausgelegtes Backblech legen. Erneut abdecken und an einem warmen Ort 10-12 min gehen lassen.

Nun den Backofen auf 160° C vorheizen, das Backblech hineingeben und etwa 10-12 min auf mittlerer Schiene ausbacken.

In der Zwischenzeit wird der Zitronensaft mit dem Puderzucker verrührt, um die Schnecken damit zu verzieren.

Bananen-Honig-Hasch-Eis

Was Du dafür brauchst

- 450 ml Sahne
- Prise Salz
- 400 g Bananen
- 2 EL Rum
- 3 EL Butter
- 7 g Haschisch
- 70 g Zucker
- 4 EL Honig

So wird`s gemacht

Einen Topf mit der Sahne füllen und diese zum Kochen bringen. In einem zweiten Topf den Zucker, Salz und die Butter schmelzen lassen. Nach und nach das Haschisch zerbröselt dazu geben. Wenn sich das Dope aufgelöst hat, kommt die Sahne dazu. Alles gut miteinander vermischen. Die Bananen in eine Schüssel geben, pürieren und zur Buttermischung geben. Nun den Honig und den Rum hinzufügen und alles gut miteinander verrühren. Wer mag, kann zusätzlich noch gehackte Schokolade oder Nüsse zugeben.

Wenn die Masse eine pastenartige, homogene Konsistenz angenommen hat, kann sie ein temperaturbeständiges Gefäß gefüllt werden, um sie dann einige Stunden im Gefrierschrank kalt zu stellen. Das Gefäß rausholen und nochmal den Inhalt kräftig durchrühren. Erneut verschließen und in den Gefrierschrank stellen. Vor dem Servieren

Für alle, die es klassisch mögen, eignet sich das Rezept für ein Cannabis-Vanille-Eis.

Bonbons mit Cannabis

Was Du dafür brauchst

- 500 g Zucker
- 200 ml Glucosesirup
- 250 ml Wasser
- 60 ml Cannabis-Tinktur
- Bonbon oder Lolli-Förmchen
- Lebensmittelfarbe und Aromen nach belieben

So wird`s gemacht

In einem Topf Wasser, Sirup und Zucker bei mittlerer Hitzezufuhr erhitzen. Solange rühren, bis der Zucker vollständig aufgelöst ist. Nun die restlichen Zutaten dazu geben und alles gut miteinander vermischen. Die noch warme Mischung zum Hart werden in die Förmchen geben. Sobald die Masse komplett ausgehärtet ist, kann die Form gelöst und das Törtchen serviert werden.

Überzogene Erdbeeren mit Marijuana

Was Du dafür brauchst

- 450 g Erdbeeren
- 350 g Schokolade
- 100 g weiße Schokolade

So wird`s gemacht

Beide Schokoladensorten raspeln und getrennt in eine kleine hitzebeständige Schüssel geben. Über einem Wasserbad zum Schmelzen bringen und dabei immer wieder umrühren. Hat sich die Schokolade komplett verflüssigt, kann das Haschisch dazugegeben werden. Solange alles miteinander verrühren, bis es sich verbunden hat. Bei der weißen Schokolade geht das sehr schnell, da der Fettanteil hier deutlich höher ist. Die Erdbeeren in die gewünschte Schokolade tauchen und auf einen Teller legen, damit alles auskühlen kann. Wer möchte, kann mit der Schokolade auch tolle Schokomuster machen.

Die Erdbeeren können problemlos im Kühlschrank aufbewahrt werden. Sie eignen sich sehr gut als Überraschung für einen Freund.

Marzipan-Schokosterne mit Cannabis

Was Du dafür brauchst

- 80 g Vollmilch Schokolade
- 80 g Zartbitter Schokolade
- 160 g kalte Cannabisbutter
- 225 g Mehl
- 175 g Marzipanrohmasse
- 1 TL Kakaopulver
- Kuvertüre zum Verzieren

So wird`s gemacht

Die Schokoladen feinhacken oder raspeln. Das Marzipan in kleine Stücke schneiden. Zusammen mit den anderen Zutaten in eine Schüssel geben und miteinander verarbeiten. Dabei sollte die Butter kalt und schnittfest sein. Den fertigen Teig in Frischhaltefolie einwickeln und für 20-25 im Kühlschrank kaltstellen.

Eine Arbeitsfläche mit etwas Mehl bestäuben und den Teig darauf etwa 1-2 cm dick ausrollen. Wer mag, kann aus dem Teig Sterne, Herze oder andere Motive ausstechen und diese auf ein Backblech legen, welches mit Backpapier ausgelegt ist. Den Backofen auf 160° C vorheizen und die Sterne für etwa 8-10 min backen.

Die Kuvertüre im Wasser zum Schmelzen bringen und die abgekühlten Sterne damit verzieren.

Karotten-Kuchen mit Cannabis

Was Du dafür brauchst

- 1 1/2 Tassen Cannabisöl
- 3 Eier
- 2 Tassen Zucker
- Mark einer Vanilleschote
- 500 g Mehl
- 1 EL Backpulver
- 1/2 TL Salz
- 1 TL Zimt
- 2 Tassen geraspelte Karotten
- Zutaten für die Glasur
- 1/2 Tasse Cannabisbutter
- 3 Tassen Puderzucker
- Mark einer Vanilleschote
- 225 g Frischkäse

So wird`s gemacht

Den Backofen auf 170° C vorheizen. Eier, Cannabisöl und Zucker in eine Schüssel geben und aufschlagen. Das Mark der Vanilleschote zugeben und erneut alle verrühren. Nun Salz, Zimt, Mehl und Backpulver zufügen und alles zu einer homogenen Masse verarbeiten. Zum Schluss die Karotten unterheben. Eine Kuchenform mit Backpapier auslegen oder leicht einfetten. Den Teig hineingeben, in den Backofen stellen und für etwa 35-40 min backen. Ungefähr 15 min auskühlen lassen und den Kuchen aus der Form lösen.

Vanillemark, Puderzucker, Frischkäse und geschmolzene Butter in eine Schüssel geben und zu einer Glasur verarbeiten. Die cremige Glasur gleichmäßig auf dem ausgekühlten Kuchen verteilen.

Kokosschnitten (Cuadritos de coco) mit Marijuana

Was Du dafür brauchst

<u>Zutaten</u> für ca. 40-45 Cuadritos de Coco

- 2 EL Honig
- 100 g Mehl
- 1 EL Backpulver
- 150 g Kokosraspeln
- 125 g Butter
- 4 Eier
- 325 g brauner Zucker
- 325 ml Kokosmilch
- für das Schokobad
- 275 g Cannabisbutter
- 250 g brauner Zucker
- 50 g Kakao
- 125 ml Kokosmilch
- 4 cl Rum
- zum wälzen
- 175 g Kokosraspeln

So wird`s gemacht

Die Butter in der Mikrowelle schmelzen, in eine Schüssel füllen und zusammen mit dem braunen Zucker schaumig rühren. Eier, Honig, Mehl, Backpulver und Kokosmilch untermischen und alles zu einem glatten Teig verarbeiten.

Den Backofen auf 150° C vorheizen. Ein Backblech mit Backpapier auslegen und den Teig darauf verteilen. Das Backblech in den Ofen schieben und für etwa 25-30 min backen. Nachdem der Kuchen 15 min ausgekühlt ist, kann er in 3x3 cm große Stücke geschnitten werden.

Alle Zutaten, außer dem Rum, für die Schokoglasur in einen Topf geben und bei geringer Hitzezufuhr erwärmen. Wenn die Masse flüssig geworden ist, den Rum zufügen und auskühlen lassen. Die Kokosschnitten in die Schokolade tauchen, etwas abtropfen lassen und mit Kokosraspeln bestreuen.

Im Kühlschrank halten sich die Schnitten einige Tage. Du und eine Freunde gehen damit auf eine Reise inmitten des Carnaval de Janeiro.

Blaubeer Spacemuffins

Was Du dafür brauchst
Zutaten (für ca. 15-20 Muffins)

- 120 g Cannabisbutter
- 175 g Zucker
- 225 ml Milch
- 2 Eier
- 300 g Mehl
- 1 EL Backpulver
- 1/2 Teelöffel Salz
- 225 g Heidelbeeren
- Abrieb einer Zitronenschale
- 15-20 Muffinförmchen

So wird`s gemacht

In einem Topf die Cannabisbutter bei geringer Hitzezufuhr schmelzen. Eier, Zucker, geschmolzene Butter und die Milch in eine Schüssel geben und alles gut miteinander vermischen.

In einer zweiten Schüssel Backpulver, Mehl und Salz gut verrühren. Die Mehlmischung mit den anderen Zutaten verrühren, bis eine feuchte Massen entstanden ist. Den Abrieb der Zitronenschale und die Blaubeeren zum Schluss langsam unterheben.

Den Backofen auf 175° C vorheizen. Papierförmchen mit dem Teig zu ¾ füllen und auf ein Backblech stellen. Die Muffins etwa 20-25 min backen und anschließend auskühlen lassen.

Spaceballs mit Erdnussbutter

Was Du dafür brauchst

- 🍁 1 Tasse Cannabisbutter
- 🍁 2 Tassen Haferflocken
- 🍁 1/2 Tasse Erdnussbutter
  - 🍁 2 EL Honig
  - 🍁 1 EL Zimt
  - 🍁 2 EL Kakaopulver

So wird`s gemacht

Die Cannabisbutter in der Mikrowelle aufweichen lassen. Honig, Erdnussbutter, Haferflocken und Zimt ein eine Schüssel geben und gut miteinander verrühren. Die Butter zufügen, eine homogene Masse durch Rühren entstehen lassen und für 10-15 min in den Gefrierschrank stellen. Wenn die Masse abgekühlt ist, lassen sich darauf mit einem kleinen Löffel Kugeln formen.

Schoko Kuchen mit Cannabis

Was Du dafür brauchst

- 1 1/2 Tassen dunkle Schokolade
- 1 ½ Tassen Cannabisbutter
- 1 Tasse Zucker
- 5 Eier, getrennt in Eiweiß und Eigelb
- 125 g gehackte Mandeln
- 375 g Mehl
- 1 Päckchen Backpulver
- 1 Päckchen Vanillezucker
- 1 Tafel Schokoladenkuvertüre

So wird`s gemacht

Den Backofen auf 160° C vorheizen. Eine Kuchenform mit Backpapier auslegen, mit Semmelbrösel bestreuen oder leicht einfetten.

Zucker und Cannabisbutter zusammen mit den Mandeln und dem Eigelb schaumig schlagen.

Über einem Wasserbad die Schokolade zum Schmelzen bringen und abkühlen lassen.

Mehl, Backpulver, Vanillezucker und die abgekühlte Schokolade zum Teig geben und gut verrühren.

Das Eiweiß mit dem Zucker in einer separaten Schüssel steifschlagen. Die Masse vorsichtig unter den Teig heben.

Den Teig in die Kuchenform füllen und für etwa 50-60 min im Backofen backen.

Über einem Wasserbad die Kuvertüre zum Schmelzen bringen und den ausgekühlten Kuchen damit verzieren.

Zitronen-Spacecakes

Was Du dafür brauchst

- 250 g Mehl
- 7 g Cannabis
- 1/2 TL Salz
- 2 TL Backpulver
- 2/3 Tasse Butter (für das sehr medizinische High Cannabisbutter)
- 1 1/2 Tassen Streuzucker
- 3 Eier
- 125 ml Milch
- Abrieb einer Zitrone
- 50 g gehackte Walnüsse
- 1 Tasse Streuzucker
- Saft einer Zitrone

So wird`s gemacht

Backpulver, Salz und Mehl in eine Schüssel geben und miteinander verrühren.

Eier, Butter und Streuzucker in eine Schüssel geben und schaumig rühren. Das fein gehackte Gras unterheben und zusammen mit dem Abrieb der Zitronenschale, den Walnüssen und der Milch gut verrühren. Ein Backblech mit Backpapier auslegen oder einfetten und den Teig darauf verteilen.

Den Backofen auf 175° C vorheizen, das Backblech hineinstellen und auf mittlerer Schiene etwa 50-55 min backen. Danach etwa 15 min auskühlen lassen und in gleichmäßige Stücke schneiden.

Den Zitronensaft mit dem restlichen Streuzucker verrühren und als Glasur über den warmen Spacecake geben.

Rechtliches

Für Fragen und Anregungen:

info@rdw-traders-club.de

BUCHTITEL

Cannabis Rezepte,

Das Marihuana Kochbuch,

Hanf in die Küche für medizinische Zwecke.

Für Spaß und Erleichterung

Autor.: Hans Rausch

Auflage,1 JAHR 2019

© by Hans Rausch

Herausgeber dieses Buches ist

VERLAG: Rock die Wellen Traders Club

ADRESSE: An der Brenzbahn 6

PLZ, 89073 **ORT**, ULM

Ansprechpartner Rose, Marcus

Steueridentifikation: USt-IdNr.: DE306394148

Copyright © 2018 by Hans Rausch - alle Rechte vorbehalten. Alle Rechte vorbehalten. Alle Texte, Textteile, Grafiken, Layouts sowie alle sonstigen schöpferischen Teile dieses Werks sind unter anderem urheberrechtlich geschützt. Das Kopieren, die Digitalisierung, die Farbverfremdung, sowie das Herunterladen z.B. in den Arbeitsspeicher, das Smoothing, die Komprimierung in ein anderes Format und Ähnliches stellen unter anderem eine urheberrechtlich relevante Vervielfältigung dar. Verstöße gegen den urheberrechtlichen Schutz sowie jegliche Bearbeitung der hier erwähnten schöpferischen Elemente sind nur mit ausdrücklicher vorheriger Zustimmung des Autors zulässig. Zuwiderhandlungen werden unter anderem strafrechtlich verfolgt

Lektorat & Korrektorat: RDW – Traders CLUB

Cover: https://www.facebook.com/chantal.mark.338

ISBN: 9781096302278

Druckerei: Amazon Media EU S.à r.l., 5 Rue Plaetis, L-2338, Luxembourg

Disclaimer-Alle Inhalte dieses Ratgebers/Kochbuches wurden nach bestem Wissen und Gewissen verfasst und nachgeforscht. Allerdings kann keine Gewähr für die Korrektheit, Ausführlichkeit und Vollständigkeit der enthaltenen Informationen gegeben werden. Der Herausgeber haftet für keine nachteiligen Auswirkungen, die in einem direkten oder indirekten Zusammenhang mit den Informationen dieses Ratgebers stehen.

www.ingramcontent.com/pod-product-compliance
Lightning Source LLC
Chambersburg PA
CBHW021828170526
45157CB00007B/2713